Divya Ghune
Prashanth Vishwakarma
Ranjeet Kavitake

Papel da tecnologia de cadeia de blocos na medicina e na medicina dentária

Divya Ghune
Prashanth Vishwakarma
Ranjeet Kavitake

Papel da tecnologia de cadeia de blocos na medicina e na medicina dentária

ScienciaScripts

Imprint
Any brand names and product names mentioned in this book are subject to trademark, brand or patent protection and are trademarks or registered trademarks of their respective holders. The use of brand names, product names, common names, trade names, product descriptions etc. even without a particular marking in this work is in no way to be construed to mean that such names may be regarded as unrestricted in respect of trademark and brand protection legislation and could thus be used by anyone.

Cover image: www.ingimage.com

This book is a translation from the original published under ISBN 978-620-7-99544-8.

Publisher:
Sciencia Scripts
is a trademark of
Dodo Books Indian Ocean Ltd. and OmniScriptum S.R.L publishing group

120 High Road, East Finchley, London, N2 9ED, United Kingdom
Str. Armeneasca 28/1, office 1, Chisinau MD-2012, Republic of Moldova, Europe
Printed at: see last page
ISBN: 978-620-8-01566-4

Índice

GLOSSÁRIO

BCT	=	**Block Chain Technology**
AI	=	**Artificial Intelligence**
HIT Eco	=	**Health Information Technology Ecosystems**
HER	=	**Electronic health record**
P2P	=	**Peer to Peer**
POW	=	**Proof of work**
IOMT	=	**Internet of Medical things**
QOE	=	**Quality of Experience**
ICO	=	**Initial Coin Offerings.**
STO'ˢ	=	**Security Token Offerings**
DSO,ˢ	=	**Digital security Offerings**
EV	=	**Electronic Vehicle**
V2G	=	**Vehicle to Grid**
CS	=	**Charging Station**
IOT	=	**Internet of Things**
HIPAA	=	**Health Insurance Portability and Accountability Act**
RSA	=	**Rivest- Shamir- Adleman**
MSOPE	=	**Multi-Source Order-Preserving Encryption**
SHD	=	**Stored Health Data**
PRE	=	**proxy re- encryption**
[RC(C) T]	=	**Register-based controlled (clinical) trials**

PAPEL DA TECNOLOGIA DE CADEIA DE BLOCOS NA MEDICINA E NA MEDICINA DENTÁRIA

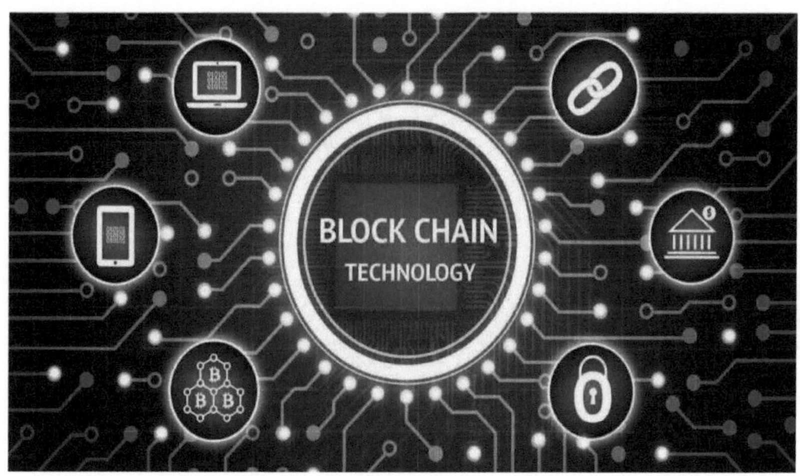

INTRODUÇÃO

Os dados relativos aos cuidados de saúde podem ser criados, copiados e modificados mais rapidamente do que nunca e, se os dados são o combustível por detrás de uma cadeia de blocos de cuidados mais eficiente, podem ser um veículo para lá chegar. Atualmente, o sistema de saúde está a perder 300 mil milhões de dólares por ano devido a uma má integração dos dados. Na sua forma mais pura, a cadeia de blocos ofereceria aos cuidados de saúde um sistema seguro e protegido para partilhar dados de forma mais eficiente, o potencial é grande.

Mas o que é a **cadeia de blocos** - um sistema intrincado utilizado para empacotar dados de uma forma em que se pode confiar que só podem ser modificados por determinados utilizadores. Assim que os dados são criados, são transmitidos e verificados numa rede peer to peer. Depois, forma-se um bloco de informação. Apenas as pessoas com a chave correta podem aceder e alterá-lo. Sempre que os dados são modificados, um novo bloco é verificado e adicionado à cadeia. Se alguém tentar adulterar uma transação ou um bloco numa cadeia, os membros da permissão e as ferramentas de validação trabalham em conjunto para confirmar ou rejeitar novos dados.

Este processo garante que a cadeia de blocos continua a ser uma fonte segura e fiável. Para os cuidados de saúde, a cadeia de blocos pode otimizar os dados reais através de uma vasta conetividade, proporcionando uma nova forma de partilhar, analisar e verificar a informação, o que pode conduzir a uma investigação e desenvolvimento acelerados e a cuidados mais coordenados para o sistema hospitalar.[1] A saúde é a base de uma vida ativa e feliz, e os seres humanos modernos têm sido os felizes beneficiários de grandes avanços na tecnologia médica (Collins, 2015). Com cada nova tecnologia, mais pistas se tornam disponíveis para decifrar os problemas que afligem o nosso bem-estar. O advento de informação individualizada proveniente da sequenciação do genoma mais barata, da Internet das Coisas e da recolha generalizada de dados de saúde pode permitir aos investigadores resolver problemas de saúde anteriormente inacessíveis. No entanto, quando esta enorme quantidade de dados se encontra dispersa e com acesso limitado, está em formas que não conduzem à partilha, não pode ser facilmente empacotada para métodos computacionais ou não existe como um registo completo, é impossível realizar a complexa análise de dados necessária para chegar a soluções.[2]

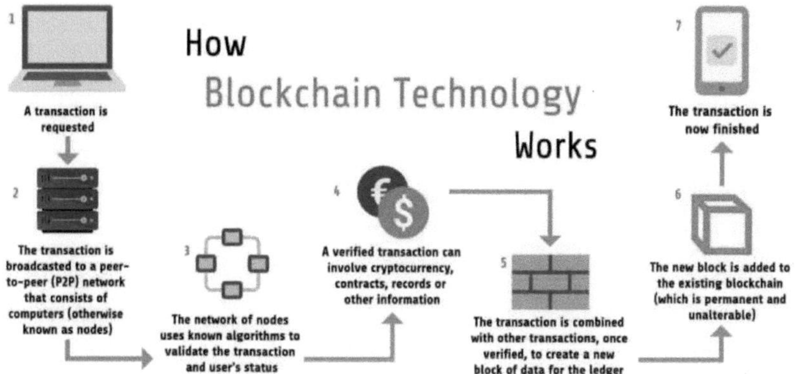

Na Austrália, no Reino Unido e no Canadá, as despesas de saúde representam cerca de 10% do PIB; nos Estados Unidos, este número aproxima-se dos 17% (The World Bank, 2015). Paradoxalmente, os resultados nos Estados Unidos são piores do que noutros países (Avendano & Kawachi, 2014), um indicador claro de que existe desperdício no sistema. Um estudo recente mostrou que os idosos com doenças crónicas diagnosticadas enfrentam despesas de saúde catastróficas, mesmo em alguns dos países mais ricos da Europa (Arsenijevic et al., 2016). É de notar que a população dos países desenvolvidos está, em média, a envelhecer, pelo que é razoável esperar que esta situação se agrave no futuro.[3]

A tecnologia pode ser parte da solução. Um estudo da McKinsey & Company estimou que poderiam ser recuperados mais de 300 mil milhões de dólares por ano utilizando os dados de saúde de forma criativa e eficaz, dois terços dos quais sob a forma de reduções nas despesas nacionais de saúde - cerca de 8% das despesas de saúde estimadas a níveis de 2010 (McKinsey & Company, 2011). Em particular, a tecnologia da cadeia de blocos tem o potencial de manter e controlar o acesso a grandes quantidades de dados de saúde anónimos, permitindo novas investigações e novos conhecimentos, ao mesmo tempo que protege a privacidade dos doentes. É importante notar que a tecnologia da cadeia de blocos serve de protocolo para ligar as partes interessadas importantes aos dados sem exigir uma camada dispendiosa de mediadores de dados e de serviços de caução para mediar a confiança, eliminando da equação da partilha de dados a gestão intermédia e os custos que lhe estão associados. Uma melhor partilha de dados entre as partes interessadas deverá também reduzir o desperdício, por exemplo, o que se deve à duplicação de testes que ocorre quando os prestadores de cuidados de saúde não têm conhecimento das acções uns dos outros.[4]

Don Tapscott, um líder do sector, afirmou que "embora haja muitos culpados, a raiz do problema é a nossa forma de pensar da era industrial sobre a prestação de cuidados de saúde, em que os dados são acumulados, os doentes são considerados ignorantes e os cuidados de saúde só estão disponíveis quando se está no sistema. Isto conduz a cuidados dispendiosos e ineficazes. A cadeia de blocos promete mudar isso. Podemos corrigir os cuidados de saúde baseando-os num conjunto de novos princípios - colaboração, abertura e integridade, e onde o paciente co-crie os seus próprios dados com total transparência." (Schumacher, 2017). A tecnologia da cadeia de blocos está a ser cada vez mais aplicada no sector financeiro, mas, como salienta Mo Tayeb da Medical chain, "o seu corpo é mais importante do que a sua conta bancária" (comunicação pessoal, 25 de agosto de 2017). Chegou o momento de pegar no que foi aprendido e aplicá-lo a algo ainda mais importante: a saúde.[5]

As cadeias de blocos são descentralizadas, imutáveis, privadas e agentes de confiança

Na sua essência, a tecnologia da cadeia de blocos consiste em algumas ideias simples com propriedades interessantes que se alinham significativamente com importantes desafios no domínio dos cuidados de saúde.

As cadeias de blocos são registos distribuídos - listas sequenciais de transacções com cópias idênticas partilhadas e mantidas por várias partes. Não existe uma fonte única que reivindique autoridade sobre os dados verdadeiros, que são declarados por consenso entre as várias partes que detêm os dados (Figura 1). Por esse motivo, as cadeias de blocos são chamadas de *descentralizadas*. Esta disposição protege os dados contra adulteração, não apenas por detentores individuais da cadeia de blocos, mas também contra tentativas externas de danos. Num exemplo, a descentralização das soluções de cadeias de blocos ofereceria uma proteção intrínseca contra ataques como os recentes ataques de ransomware Wanna Cry, porque a cadeia de blocos só seria afetada se fosse atacada simultaneamente em muitos locais (Mattei, 2017).[6]

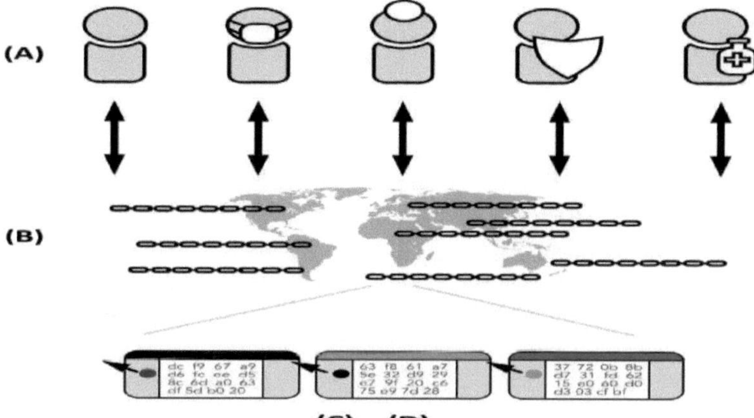

Figura 1. As partes interessadas (A) têm acesso seletivo e controlado a elementos de dados armazenados num conjunto de cadeias de blocos idênticas e verificadas, mantidas em vários locais (B), em que cada bloco contém informações auditáveis sobre a criação e a sequência (C) e informações privadas cifradas (D). As informações sobre a sequência podem assumir a forma de um hash que actua como uma assinatura para descrever de forma exclusiva um ou mais blocos anteriores na cadeia. Embora todas as setas entre (A) e (B) sejam mostradas com duas pontas, o acesso de leitura e escrita à cadeia de blocos seria dependente das partes interessadas, tal como definido nos contratos inteligentes.[7]

Cada registo na cadeia inclui informações precisas sobre quando foi criado e a assinatura criptográfica do registo anterior na cadeia, juntamente com informações arbitrárias adicionais. A assinatura - ou hash - consiste numa sequência de letras e números gerada criptograficamente, com um comprimento definido, que identifica de forma única qualquer entidade digital. A alteração de qualquer registo alteraria a sua assinatura e, por conseguinte, criaria uma quebra facilmente detetável na cadeia. Os registos só podem ser adicionados, nunca removidos, e apenas por consenso entre os responsáveis pela manutenção das cópias distribuídas. As cadeias de blocos são, portanto, *imutáveis.*

A informação em cada bloco pode ser encriptada de forma a que apenas os detentores das chaves criptográficas corretas possam aceder à informação nele contida. As cadeias de blocos são, portanto, *privadas.*

Uma propriedade emergente destes dados estruturados e partilhados é que elimina a necessidade de intermediários de confiança entre as partes que necessitam de acesso aos dados. Mesmo que nem todos os dados de uma cadeia de blocos possam ser acedidos devido a restrições de privacidade, cada parte interessada pode provar com certeza matemática que está na posse de uma cópia exacta e não modificada do fluxo de dados históricos. Todos têm a mesma informação, e as cadeias de blocos bem construídas garantem que todos os intervenientes podem ver todos os dados necessários para auditar as transacções na cadeia. A natureza descentralizada e imutável das implementações de cadeias de blocos, combinada com esta transparência, significa que transmitem *confiança* .[8]

Regras adicionais, muitas vezes referidas como contratos inteligentes, podem ser incorporadas nestes registos descentralizados, imutáveis, privados e de confiança para regular a forma como os dados podem ser utilizados. Os contratos inteligentes não são uma caraterística essencial de todas as cadeias de blocos, mas são frequentemente fundamentais para a sua utilização no complexo mundo dos cuidados de saúde. Estes contratos beneficiam das propriedades da cadeia de blocos: uma vez definido, um contrato inteligente incorporado numa cadeia de blocos é imutável e pode ser confiado para funcionar da mesma forma, utilizando informações de confiança partilhadas igualmente entre todas as partes, indefinidamente. Kristin Lauter, Diretora Principal de Investigação da Microsoft, afirmou que "pode propor qualquer encriptação maluca que queira e dizer que é segura. Porque é que alguém deveria acreditar em si?" (Molteni, 2017). A tecnologia da cadeia de blocos responde: a bitcoin, uma implementação de alto valor da cadeia de blocos, tem estado aberta durante anos a hackers com muito a ganhar, mas permanece segura. Este facto não pode ser interpretado como uma garantia de desempenho futuro, mas proporciona uma certa medida de confiança.[9]

TECNOLOGIA DE CADEIA DE BLOCOS NA MEDICINA

A grande vantagem da BCT na área da saúde é que permite o desenvolvimento de um conjunto de dados estável e seguro com o qual os utilizadores podem interagir através de transacções de vários tipos. Este ambiente permite a entrada e operação de dados clínicos sem comprometer outros dados sensíveis. Outra vantagem importante da BCT é que toda a rede é descentralizada e mantida pelos próprios utilizadores; assim, não há necessidade de depender de organizações para o armazenamento. O código da cadeia de blocos é de fonte aberta e pode ser utilizado, modificado e revisto pelos seus utilizadores. A literatura sobre BCT é escassa até à data. Este artigo descreve os fundamentos desta tecnologia e resume os vários aspectos em que a BCT poderá mudar o paradigma da medicina atual. O grande potencial da BCT, bem como as suas múltiplas aplicações no domínio das ciências da saúde, abrange os domínios da medicina legal, da investigação, dos registos médicos electrónicos, da análise de dados médicos (big data), do ensino e da regulação do pagamento de serviços médicos. Se os avanços tecnológicos continuarem nesta direção, poderá haver uma revolução na medicina tal como a conhecemos.[10]

TECNOLOGIA DE CADEIA DE BLOCOS EM MEDICINA DENTÁRIA

A cadeia de blocos está no centro das atenções recentemente e espera-se que tenha um enorme impacto no sector dos cuidados de saúde, incluindo também a medicina dentária. A cadeia de blocos é uma tecnologia fundamental por detrás da Bit Coin e tem tudo a ver com descentralização, segurança, fiabilidade e transparência. Estas caraterísticas da tecnologia permitem-lhe perturbar o atual sector dos cuidados de saúde em inúmeras práticas, como a gestão da cadeia de abastecimento de produtos farmacêuticos para evitar a contrafação de medicamentos, os ensaios clínicos para garantir a transparência, o intercâmbio de informações sobre cuidados de saúde ou os sistemas de registos pessoais de saúde para garantir a integridade e a interoperabilidade dos dados, etc. Irá certamente revolucionar a forma como o atual sistema de saúde funciona, passando de orientado para o prestador de cuidados de saúde a centrado no doente. Por isso, é altura de pensar seriamente em como podemos fazer parte desta revolução da cadeia de blocos na medicina dentária.[10-11]

HISTÓRIA DA TECNOLOGIA DE CADEIA DE BLOCOS

HISTÓRIA DA CADEIA DE BLOCOS

A cadeia de blocos tem potencial para se tornar a base dos sistemas de manutenção de registos a nível mundial, mas foi lançada há apenas 10 anos. Foi criada pelas pessoas desconhecidas que estão por detrás da moeda eletrónica bit coin, sob o pseudónimo de Satoshi Nakamoto.

Uma breve história da cadeia de blocos:

1991

Uma cadeia de blocos criptograficamente segura é descrita pela primeira vez por Stuart Haber e W Scott Stornetta

1998

O cientista informático Nick Szabo trabalha no "bit gold", uma moeda digital descentralizada

2000

Stefan Konst publica a sua teoria sobre cadeias criptográficas seguras e ideias para a sua implementação

2008

Desenvolvedor(es) que trabalha(m) sob o pseudónimo Satoshi Nakamoto publicam um livro branco que estabelece o modelo para uma cadeia de blocos

2009

Nakamoto implementa a primeira cadeia de blocos como o livro-razão público para transacções efectuadas com bitcoin

2014

A tecnologia da cadeia de blocos é separada da moeda e é explorado o seu potencial para outras transacções financeiras e inter-organizacionais. Nasce a cadeia de blocos 2.0, que se refere a aplicações para além da moeda

O sistema de cadeia de blocos Ethereum introduz programas de computador nos blocos, representando instrumentos financeiros como obrigações. Estes tornam-se conhecidos como contratos inteligentes.

O papel da moeda Bit

Ao publicar o seu whitepaper seminal em 2008 e ao lançar o código inicial em 2009, Nakamoto criou a bit coin para ser uma forma de dinheiro que poderia ser enviada peer-to-peer sem a necessidade de um banco central ou outra autoridade para operar e manter o registo, tal como acontece com o dinheiro físico.

Embora não tenha sido a primeira moeda em linha a ser proposta, a proposta da bitcoin resolveu vários problemas no terreno e tem sido, de longe, a versão mais bem sucedida.

O motor que gere o livro-razão de bitcoins que Nakamoto concebeu chama-se cadeia de blocos; a cadeia de blocos original e maior é a que ainda hoje orquestra as transacções de bitcoins.

A segunda geração

Outras cadeias de blocos incluem as que gerem as várias centenas de "alt-coins" - outros projectos de moeda semelhantes com regras diferentes - bem como aplicações verdadeiramente diferentes, tais como:

- **Ethereum**: a segunda maior implementação de cadeia de blocos depois da bitcoin. O Ethereum distribui uma moeda chamada ether, mas também permite o armazenamento e o funcionamento de código informático, permitindo contratos inteligentes.

- **Ripple**: sistema de liquidação por bruto em tempo real, rede de câmbio e de remessas, baseado num livro-razão público.[10]

REVISÃO DA LITERATURA

Mark A. E (2017)[2] Esta recensão apresenta Hitching Healthcare to the Chain: Uma introdução à tecnologia de cadeia de blocos no sector dos cuidados de saúde. Os serviços de saúde têm de equilibrar os cuidados prestados aos doentes com a privacidade, o acesso e a exaustividade da informação. A escala maciça do sector da saúde também amplifica a importância do controlo de custos. A promessa da tecnologia de cadeia de blocos nos serviços de saúde, combinada com as camadas de aplicação construídas sobre ela, é ser um mecanismo que proporciona a máxima privacidade, assegurando ao mesmo tempo que os utilizadores adequados podem facilmente adicionar e aceder a um registo permanente de informações. As cadeias de blocos, também designadas por livros-razão distribuídos, permitem uma combinação de redução de custos e maior acessibilidade à informação, ligando diretamente as partes interessadas sem a necessidade de recorrer a intermediários terceiros, o que pode proporcionar melhores resultados a custos mais baixos. Novos empreendimentos estão a procurar aplicar a tecnologia das cadeias de blocos para resolver problemas do mundo real, incluindo esforços para acompanhar a saúde pública, centralizar dados de investigação, monitorizar e aviar receitas, reduzir as despesas administrativas e organizar os dados dos doentes a partir de um número crescente de entradas. Por fim, a análise é concluída com exemplos da aplicação da tecnologia da cadeia de blocos no sector da saúde, abordando as promessas e os desafios a curto prazo.

Avendano. M (2014)[5] Este artigo discute Porque é que os americanos têm uma esperança de vida mais curta e pior saúde do que as pessoas noutros países de elevado rendimento Os americanos têm vidas mais curtas e menos saudáveis do que as pessoas noutros países de elevado rendimento. Passamos em revista as provas e as explicações para estas variações na longevidade e na saúde. A nossa visão geral sugere que a desvantagem dos EUA em termos de saúde se aplica a múltiplos resultados de mortalidade e morbilidade. A desvantagem dos EUA em termos de saúde começa à nascença e estende-se ao longo da vida, sendo particularmente acentuada para as mulheres americanas e para as regiões do Sul e do Centro-Oeste dos EUA. As explicações propostas incluem diferenças nos cuidados de saúde, nos comportamentos individuais, nas desigualdades socioeconómicas e no ambiente físico construído. Embora estes factores possam contribuir para uma saúde mais precária na América, o enfoque nas causas mais próximas não consegue explicar adequadamente a ubiquidade da desvantagem dos EUA em termos de saúde ao longo da vida. Discutimos o papel de políticas públicas específicas e concluímos que, embora estejam implicadas múltiplas causas, diferenças cruciais na política social podem estar na base de uma parte importante das desvantagens dos EUA em termos de saúde.

Bernstein, D. J, N. Heninger (2017)[6] Este documento propõe parâmetros RSA para os quais (1) a geração de chaves, a encriptação, a desencriptação, a assinatura e a verificação são viáveis nos computadores actuais, enquanto (2) todos os ataques conhecidos são inviáveis, mesmo assumindo computadores quânticos altamente escaláveis. Como parte da análise de desempenho, este documento introduz um novo algoritmo para gerar um lote de números primos. Como parte da análise do ataque, este documento introduz um novo algoritmo de factorização quântica que é frequentemente muito mais rápido do que o algoritmo de Shor e muito mais rápido do que os algoritmos de factorização préquântica. Finalmente, o artigo é concluído com os resultados da implementação do pqRSA.

Joda. T, A.W.K Yeung (2020)[8] Esta carta de opinião centra-se nas cinco principais tendências e inovações estimadas desta nova era digital, com potencial para influenciar decisivamente a direção da investigação dentária: (1) prototipagem rápida (PR), (2) realidade aumentada e virtual (RA/RV), (3) inteligência artificial (IA) e aprendizagem automática (AM), (4) medicina (dentária) personalizada e (5) cuidados de saúde à distância. A medicina dentária digital exige uma gestão pragmática das expectativas e a garantia de transparência para todas as partes interessadas: pacientes, prestadores de cuidados de saúde, universidades e instituições de investigação, indústria de tecnologia médica, seguros, meios de comunicação social públicos e políticas estatais. Não se deve afirmar ou insinuar que as tecnologias digitais de dados inteligentes irão substituir os seres humanos que fornecem conhecimentos dentários e a capacidade de empatia com os pacientes. Os autores concluíram que a equipa dentária que controla as aplicações digitais continua a ser a chave e continuará a desempenhar o papel central no tratamento dos pacientes.

Tim Joda, W.T (2019)[9] Neste artigo, foram discutidas as Tendências Recentes e a Direção Futura da Investigação Dentária na Era Digital. Esta revisão narrativa da literatura descreve o desafio de gerir a DH e antecipar o potencial da IA nos cuidados de saúde oral e na investigação dentária, resumindo a literatura atual. A base de uma gestão bem sucedida da DH é o estabelecimento de uma norma de dados geralmente aceite que guiará a sua implementação nos registos de saúde electrónicos (EHR) e nos ecossistemas de tecnologias de informação sobre saúde (HIT Eco). Deste modo, podem ser criados sistemas de saúde de aprendizagem (LHS) continuamente adaptados (auto-). O Eco HIT do futuro combinará (I) a utilização inicial da DH na tomada de decisões clínicas por parte dos prestadores de serviços, utilizando ferramentas de diagnóstico de apoio para o planeamento do tratamento centrado no doente, e (II) algoritmos de retaguarda que analisam os dados normalizados recolhidos para informar as decisões políticas baseadas na população sobre a atribuição de recursos e as orientações da investigação. Os métodos criptográficos na cadeia de blocos permitem um tratamento dentário seguro, mais eficiente e eficaz numa perspetiva global. Mensagem principal: A interoperabilidade do HD com tecnologias de saúde digital acessíveis é a chave para fornecer cuidados dentários baseados em valor e explorar o enorme potencial da IA. Finalmente, o artigo é

concluiu com as seguintes considerações: a direção futura da investigação dentária deve promover a ligação entre a saúde oral e a saúde geral, de modo a centrar-se na medicina personalizada, considerando os resultados centrados no paciente. O autor concluiu que a investigação no domínio da medicina dentária deve ter um impacto na sociedade, não apenas para produzir publicações científicas, mas para alterar verdadeiramente os protocolos aplicados na clínica.

Spink. J, M. DC (2019)[10] Este artigo trata da abordagem do risco de fraude de produtos: A Case Study of the Nigerian Combating Counterfeiting and Sub-Standard Medicines Initiatives O foco deste artigo é a aplicação da teoria da criminologia para a prevenção do risco de contrafação de medicamentos. Embora o enfoque na prevenção não seja novo para as disciplinas da criminologia e da saúde pública, é novo no que diz respeito à contrafação de produtos. É novo aplicar a teoria da ciência do crime a um desafio de saúde pública. A Organização Mundial de Saúde definiu especialmente o âmbito de aplicação para incluir produtos médicos de qualidade inferior/ espúrios/ falsamente rotulados/ falsificados/ contrafeitos (SSFFC ou "SUFF-ICK"). Foi desenvolvida uma metodologia para considerar contramedidas estratégicas baseadas na Prevenção Situacional do Crime, que inclui a Teoria das Actividades de Rotina e o Triângulo do Crime. As iniciativas nigerianas de SSFFC foram utilizadas como um estudo de caso para aplicar esta teoria. Os conhecimentos obtidos são aplicáveis à redução do risco de saúde pública dos SSFFC noutros países. Este artigo é um estudo de caso com avaliação de impacto que fornece a base para a aplicação de uma perspetiva teórica de criminologia.

Seyednima Khezr, MD.M (2019)[11] Neste documento, foi efectuada uma revisão sobre o estudo técnico alargado das recentes tecnologias de cadeias de blocos implementadas nos cuidados de saúde e analisados os seus pontos fortes e fracos. O documento também discute os desafios actuais da investigação, as questões em aberto e as perspectivas de investigação em cada uma das áreas de aplicação dos cuidados de saúde. Em linhas gerais, as contribuições deste artigo são as seguintes 1) fornecer uma análise das várias utilizações actuais da tecnologia da cadeia de blocos para aplicações de cuidados de saúde. II) Discutir os principais desafios para as aplicações de cuidados de saúde na tecnologia da cadeia de blocos. III) Descrever e sublinhar as orientações para a investigação futura e as questões em aberto sobre as aplicações de cuidados de saúde baseadas em cadeias de blocos. IV) Discutir as vantagens e os inconvenientes das actuais aplicações de cuidados de saúde baseadas em cadeias de blocos. O documento é concluído com a aplicação da cadeia de blocos na IOMT e também são dadas sugestões relativamente à investigação futura sobre soluções inovadoras que promovam a cadeia de blocos como um serviço que permita a várias partes (redes, dispositivos, utilizadores, etc.) do paradigma da IOMT aceder a infra-estruturas básicas coerentes da cadeia de blocos.

Kurt Yaeger, Michael .M (2019)[12] Neste documento, foram discutidas várias soluções emergentes de cadeias de blocos para a moderna tecnologia de informação sobre cuidados de saúde. Com uma tendência crescente na medicina para cuidados individualizados e centrados no paciente, a tecnologia tradicional de informação sobre saúde limita o progresso. Com elevados custos administrativos e a falta de acesso universal aos dados, os registos médicos electrónicos contemporâneos servem mais a instituição do que o doente. A tecnologia de cadeia de blocos, tal como descrita atualmente, foi inicialmente desenvolvida para utilização nos mercados financeiros, servindo como um registo descentralizado e distribuído de transacções. No entanto, certas caraterísticas inerentes a esta tecnologia adequam-se à sua utilização no sector dos cuidados de saúde. O autor concluiu que as potenciais aplicações da cadeia de blocos na medicina incluem o acesso interoperável a dados de saúde, o armazenamento e a segurança dos dados, mecanismos de pagamento baseados no valor, a eficiência da cadeia de abastecimento médico, entre outros.

Hylock. RH, Zeng. X (2019)[13] Este documento apresenta uma estrutura de cadeia de blocos para registos e intercâmbio de saúde centrados no paciente, denominada **Health Chain**, uma nova estrutura de cadeia de blocos centrada no paciente. A intenção é reforçar o envolvimento do paciente, a curadoria de dados e a disseminação regulamentada de informações acumuladas num ambiente seguro e interoperável. Propõe-se uma cadeia de blocos mista para suportar o registo imutável e blocos de pacientes passíveis de serem redigidos. Os dados dos doentes são gerados e trocados através de recursos de interoperabilidade rápida dos cuidados de saúde de nível 7, permitindo uma transferência sem descontinuidades com sistemas compatíveis. Além disso, os doentes recebem identidades criptográficas sob a forma de pares de chaves públicas e privadas. As chaves públicas são armazenadas na cadeia de blocos e são adequadas para garantir e verificar as transacções. Além disso, o sistema previsto utiliza a reencriptação proxy (PRE) para partilhar informações através de contratos inteligentes revogáveis, garantindo a preservação da privacidade e da confidencialidade. Por último, são propostas várias melhorias da PRE para aumentar o desempenho e a segurança. O trabalho é concluído com a abordagem dos desafios, incluindo a segurança dos dados, a interoperabilidade, o armazenamento em bloco e o acesso aos dados administrados pelos doentes, com várias configurações a serem consideradas no que respeita à velocidade e à segurança.

A. Jindal, Gaganjeet Singh. A (2019)[14] Este documento apresenta o SURVIVOR: uma estrutura de borda como serviço baseada em cadeia de blocos para o comércio seguro de energia no ambiente V2G habilitado para SDN. Os nós de borda são utilizados para servir o pedido de EV mais próximo da sua localização física. A arquitetura de comunicação com base em SDN é utilizada para fornecer uma espinha dorsal de comunicação a todo o sector dos transportes inteligentes. Isto aumenta o rendimento global da rede, diminuindo a latência da rede para passar a informação entre vários nós. Além disso, o cálculo das transacções comerciais de energia para VEs é efectuado nos nós de extremidade que são protegidos utilizando o algoritmo de consenso da cadeia de blocos. Os nós de extremidade são selecionados com base na função de utilidade. O comércio de energia é efectuado de forma a que a utilidade dos VE e dos SC aumente quando o comércio de energia é bem sucedido. Os resultados obtidos provam que o esquema proposto gere eficazmente os pedidos de troca de energia, reduzindo o atraso na comunicação. Além disso, a segurança das transacções é assegurada utilizando o mecanismo da cadeia de blocos, gerando a prova de trabalho. Os resultados mostram que o sistema é leve em termos de custos de computação e de comunicação e não sobrecarrega a rede. Além disso, os tempos de preparação do bloco, de geração do cabeçalho e de validação também foram calculados para o SURVIVOR. No final, o trabalho é concluído considerando as questões da captura de conteúdos e da mobilidade dos veículos para melhorar a eficácia do trabalho proposto e considerando o bloco de consórcio para analisar o desempenho do trabalho proposto para o âmbito futuro.

Siyal A, Zahid. A .J (2019)[15] Neste documento, são discutidas as aplicações da tecnologia da cadeia de blocos na medicina e nos cuidados de saúde, juntamente com os desafios enfrentados e as perspectivas futuras. A tecnologia da cadeia de blocos ganhou uma atenção considerável, com um interesse crescente numa pletora de numerosas aplicações, que vão desde a gestão de dados, os serviços financeiros, a cibersegurança, a IOT e a ciência alimentar até à indústria dos cuidados de saúde e à investigação sobre o cérebro. Tem-se verificado um interesse notável na utilização de aplicações da cadeia de blocos para a gestão segura de dados de cuidados de saúde. Além disso, a cadeia de blocos está a reformar as práticas tradicionais de cuidados de saúde para um meio mais fiável, em termos de diagnóstico e tratamento eficazes através de uma partilha de dados segura e protegida. No futuro, a cadeia de blocos poderá ser uma tecnologia potencialmente útil para a prestação de cuidados de saúde personalizados, autênticos e seguros, através da fusão de todos os dados clínicos em tempo real sobre a saúde de um doente e da sua apresentação numa configuração de cuidados de saúde actualizada e segura. Neste documento, analisamos os desenvolvimentos existentes e mais recentes no domínio dos cuidados de saúde, implementando a cadeia de blocos como modelo. Por fim, o documento é concluído com uma análise da implementação bem sucedida da tecnologia da cadeia de blocos em contextos clínicos de cuidados de saúde, que abriria certamente novas vias de investigação para o avanço da investigação biomédica, bem como em aplicações de medicina de precisão, sistemas de controlo neural e um cérebro digitalizado que poderia ser armazenado numa cadeia de blocos.

Thomas Mc-Ghin, Kim-Kwang Raymond Choo (2019)[16] Este artigo de revisão discute as aplicações da cadeia de blocos nos cuidados de saúde, juntamente com os desafios e oportunidades de investigação enfrentados pela tecnologia da cadeia de blocos. A cadeia de blocos tem uma série de caraterísticas incorporadas, como o livro-razão distribuído, o armazenamento descentralizado, a autenticação, a segurança e a imutabilidade, e passou do hype para aplicações práticas em sectores industriais como os cuidados de saúde. As aplicações de cadeias de blocos no sector da saúde exigem geralmente requisitos mais rigorosos de autenticação, interoperabilidade e partilha de registos, devido a requisitos legais exigentes, como a Lei da Portabilidade e Responsabilidade dos Seguros de Saúde de 1996 (HIPAA). Com base nas tecnologias de cadeias de blocos existentes, os investigadores, tanto no meio académico como na indústria, começaram a explorar aplicações orientadas para a utilização nos cuidados de saúde. Estas aplicações incluem contratos inteligentes, deteção de fraudes e verificação de identidade. Mesmo com estas melhorias, continuam a existir preocupações, uma vez que a tecnologia da cadeia de blocos tem as suas próprias vulnerabilidades e questões específicas que têm de ser resolvidas, como os incentivos à extração, os ataques de extração e a gestão de chaves. Além disso, muitas das aplicações de cuidados de saúde têm requisitos únicos que não são abordados por muitas das experiências de cadeias de blocos que estão a ser exploradas, tal como salientado neste documento de estudo. Finalmente, a revisão é concluída pelo número de potenciais oportunidades de investigação que a tecnologia da cadeia de blocos enfrenta.

Conti. M, Kumar E.S e Sushmita. R (2018)[17] Apresentou um inquérito sistemático que abrange os aspectos de segurança e privacidade da Bit coin. Começamos por dar uma visão geral do sistema Bit coin e dos seus principais componentes, juntamente com a sua funcionalidade e interações no sistema. Analisamos as vulnerabilidades existentes na Bit Coin e as suas principais tecnologias subjacentes, como a cadeia de blocos e o protocolo de consenso baseado no POW. Estas vulnerabilidades conduzem à execução de várias ameaças à segurança da funcionalidade normal da Bit Coin. Em seguida, investigamos a viabilidade e a robustez das soluções de segurança mais avançadas. Além disso, discutimos as actuais considerações de anonimato na Bitcoin e as ameaças relacionadas com a privacidade dos utilizadores da Bitcoin, juntamente com a análise das soluções existentes de preservação da privacidade. Finalmente, o documento é concluído com um resumo dos desafios críticos em aberto e sugerindo direcções para investigação futura no sentido de fornecer soluções rigorosas de segurança e privacidade para a Bitcoin.

Holbl.M, Komparo. M , Aida Kamisalfc e Lily Nemea Zlatola (2018)[18] Este artigo apresenta uma revisão sistemática da utilização da cadeia de blocos nos cuidados de saúde. Nesta revisão sistemática, é efectuada uma análise da investigação mais avançada sobre a cadeia de blocos no domínio dos cuidados de saúde. O objetivo é revelar as aplicações potenciais da tecnologia e destacar os desafios e possíveis direções da pesquisa em cadeia de blocos na área da saúde. A tecnologia da cadeia de blocos permite um ambiente descentralizado e distribuído, sem necessidade de uma autoridade central. As transacções são simultaneamente seguras e fiáveis devido à utilização de princípios criptográficos. Nos últimos anos, a tecnologia da cadeia de blocos tornou-se muito popular e penetrou em diferentes domínios, principalmente devido à popularidade das criptomoedas. Um dos domínios em que a tecnologia da cadeia de blocos tem um enorme potencial é o dos cuidados de saúde, devido à necessidade de uma abordagem mais centrada no doente para os sistemas de saúde e de ligar sistemas díspares e aumentar a precisão dos registos de saúde electrónicos (EHR). Em primeiro lugar, são discutidas as informações de base, seguidas de uma descrição da metodologia exacta utilizada no presente documento. Em seguida, é apresentada uma análise dos resultados, que inclui uma panorâmica bibliométrica, uma análise dos dados recolhidos e das suas propriedades, bem como os resultados de uma avaliação da qualidade da literatura. Por último, é feita uma discussão dos resultados da análise. Por fim, o documento conclui indicando que a investigação sobre a tecnologia da cadeia de blocos e o seu emprego nos cuidados de saúde está a aumentar e mostra também que As tendências actuais da investigação sobre a cadeia de blocos nos cuidados de saúde indicam que esta é sobretudo utilizada para a partilha de dados, registos de saúde e controlo de acesso, mas raramente para outros cenários, como a gestão da cadeia de abastecimento ou a gestão da prescrição de medicamentos. Por conseguinte, há ainda muito potencial para a cadeia de blocos por explorar.

Igor Radanovic[19] Neste artigo foram abordadas as oportunidades de utilização da tecnologia da cadeia de blocos na medicina A tecnologia da cadeia de blocos é uma base de dados descentralizada que armazena um registo de activos e transacções através de uma rede informática peer-to-peer, que é protegida através de criptografia e, ao longo do tempo, a sua história fica bloqueada em blocos de dados que estão criptograficamente ligados entre si e protegidos. Até agora, esta tecnologia tem sido utilizada para moedas criptográficas, contratos digitais, registos financeiros e públicos e propriedade de bens imóveis. Espera-se que as utilizações futuras se expandam para a medicina, a ciência, a educação, a propriedade intelectual e a gestão da cadeia de abastecimento. As aplicações prováveis no domínio da medicina podem incluir registos de saúde electrónicos, seguros de saúde, investigação biomédica, fornecimento de medicamentos e processos de aquisição e educação médica. A utilização da cadeia de blocos tem os seus pontos fracos e, atualmente, esta tecnologia é extremamente imatura e carece de conhecimento público ou mesmo de especialistas, o que torna difícil ter uma visão estratégica clara do seu verdadeiro potencial futuro. Atualmente, existem problemas de escalabilidade, segurança dos contratos inteligentes e adoção pelos utilizadores. No entanto, com os investimentos de capital na tecnologia da cadeia de blocos projectados para atingir 400 milhões de dólares em 2019, os profissionais de saúde e os decisores devem estar conscientes do potencial transformador que a tecnologia da cadeia de blocos oferece às organizações de saúde e à prática médica. Por último, o documento conclui considerando que a literatura académica ainda é consideravelmente deficiente no que diz respeito às potenciais utilizações da cadeia de blocos nos sistemas de saúde. Os profissionais de saúde e os decisores devem tomar consciência do potencial transformador que esta tecnologia apresenta para a prática da medicina.

Tiago M. Fernandez- Caramés, And Paula Fraga-Lamas (2018)[20] Realizou uma revisão sobre o uso da tecnologia de cadeia de blocos para a Internet das coisas . Neste artigo, é apresentada uma revisão completa sobre como adaptar a cadeia de blocos às necessidades específicas da IOT, a fim de desenvolver aplicações IOT baseadas em cadeia de blocos (BIOT). Depois de descrever os conceitos básicos da cadeia de blocos, são descritas as aplicações BIOT mais relevantes, com o objetivo de realçar o impacto que a cadeia de blocos pode ter nas aplicações IOT tradicionais centradas na nuvem. Em seguida, os desafios atuais e as possíveis otimizações são detalhados em relação a muitos aspectos que afetam o design, o desenvolvimento e a implantação de um aplicativo BIOT. Por fim, o documento é concluído com algumas recomendações com o objetivo de orientar futuros investigadores e programadores de BIOT sobre algumas das questões que terão de ser abordadas antes de implementar a próxima geração de aplicações BIOT

Zhang. P, Douglas C. Schmidt e Jules White (2018)[21] Realizaram uma revisão sobre a utilização da tecnologia de cadeia de blocos nos cuidados de saúde. A tecnologia de cadeia de blocos alivia a dependência de uma autoridade centralizada para certificar a integridade e a propriedade da informação, bem como para mediar transacções e a troca de activos digitais, permitindo ao mesmo tempo transacções seguras e pseudo-anónimas, juntamente com acordos diretamente entre as partes que interagem. Possui propriedades essenciais, como a imutabilidade, a descentralização e a transparência, que podem resolver problemas prementes nos cuidados de saúde, como registos incompletos no local de prestação de cuidados e o difícil acesso à informação sobre a saúde dos próprios doentes. Um sistema de cuidados de saúde eficiente e eficaz requer interoperabilidade, o que permite que as aplicações de software e as plataformas tecnológicas comuniquem de forma segura e sem problemas, troquem dados e utilizem os dados trocados entre organizações de saúde e fornecedores de aplicações. Infelizmente, os cuidados de saúde actuais sofrem de dados fragmentados e em silos, comunicações atrasadas e ferramentas de fluxo de trabalho díspares causados pela falta de interoperabilidade. A cadeia de blocos oferece a oportunidade de permitir o acesso a registos médicos longitudinais, completos e invioláveis que estão armazenados em sistemas fragmentados de forma segura e pseudo-anónima. Este capítulo do livro centra-se na aplicabilidade da tecnologia da cadeia de blocos nos cuidados de saúde, identificando potenciais casos de utilização da cadeia de blocos nos cuidados de saúde, apresentando um estudo de caso que implementa a tecnologia da cadeia de blocos e avaliando as considerações de conceção aquando da aplicação desta tecnologia nos cuidados de saúde. Por último, o documento conclui considerando que as complexidades associadas ao envolvimento e à regulamentação dos cuidados de saúde criam desafios adicionais inevitáveis para os sistemas baseados em cadeias de blocos, como a resolubilidade do sistema, a privacidade da informação e a escalabilidade da comunicação. Visando um subconjunto destes desafios específicos dos cuidados de saúde, apresentámos quatro recomendações de conceção demonstradas com um protótipo de estudo de caso que desenvolvemos anteriormente. O autor concluiu que, com as suas propriedades únicas, constatámos o grande potencial da tecnologia da cadeia de blocos na criação de ecossistemas de cuidados de saúde seguros e eficazes.

A. N. Khan e R. K. Khar (2015)[23] realizaram uma revisão sobre o cenário atual dos medicamentos espúrios e de qualidade inferior na Índia. O objetivo desta revisão enumerativa era investigar a extensão dos medicamentos de má qualidade com as suas consequências para a saúde pública e as medidas preventivas tomadas pelo sistema regulador farmacêutico indiano. Foram recolhidos estudos governamentais e não governamentais, literatura e notícias de revistas e sítios Web autênticos. Todos os dados de 2000 a 2013 foram compilados e interpretados para revelar a verdadeira história dos medicamentos de má qualidade na Índia. Para reduzir ao mínimo os medicamentos espúrios/falsamente rotulados/falsificados/contrafeitos ou de qualidade não normalizada, é urgente uma regulamentação mais rigorosa e uma ação legal contra o problema. No entanto, a Índia tomou algumas medidas preventivas no país para lutar contra os medicamentos de má qualidade, a fim de proteger e promover a saúde pública. A análise é concluída com a consideração de que os medicamentos de má qualidade afectam a saúde do público. Os medicamentos espúrios ou de contrafação estão envolvidos em produtos genéricos e de marca de todas as categorias em todo o mundo, que estão a crescer e a expandir as suas raízes, surgindo assim como uma ameaça.

Mold . F (2015)24 Revisão realizada sobre a prestação e o impacto do acesso em linha dos doentes aos seus registos de saúde electrónicos (RSE) e serviços transaccionais na qualidade e segurança dos cuidados de saúde O acesso em linha dos doentes aos registos médicos pode potencialmente melhorar a prestação de cuidados centrados no doente e aumentar a sua satisfação. No entanto, o acesso e os serviços em linha podem também revelar-se um encargo adicional para o prestador de cuidados de saúde. As fontes de dados incluíram Medline, Embassy, CINAHL, Biblioteca Cochrane, EPOC, DARE, King's Fund, Nuffield Health, PsycINFO, OpenGrey (1999-2012). A literatura foi analisada de forma independente com base em critérios de inclusão e exclusão pormenorizados; foi efectuada uma extração de dados dupla independente, avaliado o risco de enviesamento (ROB) e realizada uma síntese narrativa das provas.

Collins. F (2015)25Neste artigo, foram discutidas oportunidades excepcionais na ciência médica A medicina personalizada, também designada por medicina de precisão, é uma área promissora para melhorar os resultados na saúde. Durante a maior parte da história da medicina, e com excepções notáveis como a transfusão de sangue, os médicos foram obrigados a abordar a prevenção e o tratamento de doenças com base na resposta esperada de um doente médio, porque era o melhor que se podia fazer. No entanto, está a tornar-se possível uma abordagem mais precisa e personalizada da medicina. Uma das principais razões é o facto de o custo da sequenciação do genoma humano ter diminuído substancialmente e se aproximar dos 1000 dólares - um valor surpreendente se considerarmos que custou cerca de 400 milhões de dólares para produzir a primeira sequência do genoma humano há pouco mais de uma década.

McDonald, D.C (2013)[26] . Este artigo trata da estimativa da prevalência do desvio de opiáceos por "compradores de médicos" nos Estados Unidos. Os rácios de probabilidade que relacionam a exaustividade da comunicação dos resultados com a significância estatística foram calculados para cada ensaio e, em seguida, agrupados para fornecer uma estimativa global do viés. Os protocolos e os artigos publicados foram também comparados para identificar discrepâncias nos resultados primários. O abuso de analgésicos opiáceos sujeitos a receita médica constitui uma séria ameaça para a saúde pública, resultando num número crescente de mortes por overdose e de internamentos em serviços de urgência e instalações de tratamento. Na ausência de sistemas de informação adequados para os doentes, estes podem obter múltiplas prescrições de opiáceos para uso não medicinal junto de diferentes médicos desconhecedores. O nosso estudo estima a prevalência do "doctor shopping" nos EUA e as quantidades e tipos de opiáceos envolvidos.

Chan, A.W (2004)[27] Este artigo apresenta provas empíricas da comunicação selectiva de resultados em ensaios aleatórios. Estudo de coorte utilizando protocolos e relatórios publicados de ensaios aleatórios aprovados pelos Comités Ético-Científicos de Copenhaga e Frederiksberg, Dinamarca, em 1994-1995. O número e as caraterísticas dos resultados dos ensaios relatados e não relatados foram registados a partir de protocolos, artigos de revistas e um inquérito aos investigadores. Um resultado foi considerado incompletamente relatado se os artigos publicados não apresentassem dados suficientes para uma meta-análise. Foram calculados rácios de probabilidade (odds ratios) que relacionam a exaustividade do relato do resultado com a significância estatística para cada ensaio e, em seguida, agrupados para fornecer uma estimativa global do viés. Os protocolos e os artigos publicados foram também comparados para identificar discrepâncias nos resultados primários.

A TECNOLOGIA BLOCKCHAIN EM VÁRIOS DOMÍNIOS

APLICAÇÕES DA TECNOLOGIA DE CADEIA DE BLOCOS EM VÁRIOS DOMÍNIOS

Marketing digital

O marketing digital já é um sector em crescimento. Mas o que torna esta área tão interessante é o que acontece quando a criatividade se junta à tecnologia. Atualmente, o processo de recolha de dados no marketing digital é um pouco confuso, em termos de privacidade. Qualquer pessoa pode aceder à Internet, sim, mas ainda há certos guardiões que dificultam a vida a toda a gente. Atualmente, os ISP e os navegadores Web sabem quase tudo sobre o que fazemos online. Desde as nossas informações básicas até ao que compramos, onde, como e assim por diante. Num mundo ideal, estes guardiões proporcionariam um acesso justo a toda a gente. No entanto, no mundo *atual*, os nossos dados pessoais são comprados e vendidos a anunciantes sem que ninguém pestaneje. A cadeia de blocos pode resolver este problema. ***De onde viriam todos estes dados e informações sobre cada cliente individual?*** Bem, através da cadeia de blocos, os dados viriam *diretamente* dos próprios potenciais clientes e clientes.

A cadeia de blocos também eliminaria quaisquer preocupações com a privacidade desta forma, porque os clientes poderiam escolher o tipo de anúncios que querem ver (se for o caso) *e* também seriam pagos por isso. Os profissionais de marketing estariam então a procurar uma estratégia de segmentação melhor e mais relevante. Se os utilizadores escolherem voluntariamente o tipo de conteúdo que preferem ver, o estado dos anúncios também pode mudar. Poderemos ter anúncios mais personalizados e relevantes, uma melhor relação entre consumidores e empresas *e* menos intermediários em todo o processo. Em suma, o marketing digital fundido com a cadeia de blocos pode aumentar a transparência e melhorar a segurança cibernética. Isso, por sua vez, eliminaria a necessidade de grandes corporações. E, finalmente, trazer a relação de volta para onde ela começou - entre as marcas e os consumidores.[37]

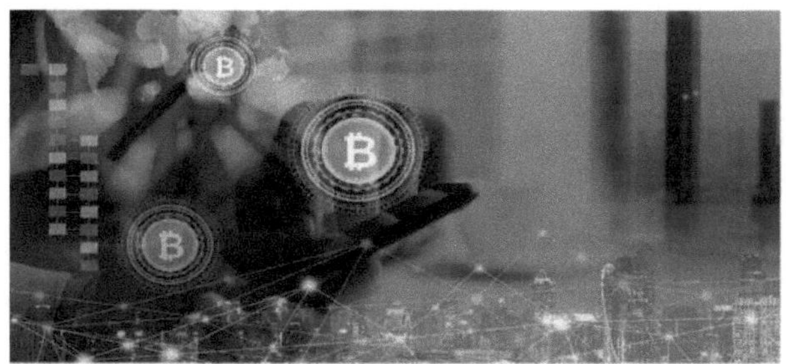

GOVERNO

O termo "governo", por si só, é bastante abrangente. Mas, independentemente da sua origem, é provável que associe o facto de ter de lidar com o governo a muita burocracia desnecessária. Fazer negócios envolve normalmente longas filas, reuniões demoradas e muitos passos extra.

CONTRATOS INTELIGENTES

Trata-se de uma forma de aplicação programada que é executada automaticamente quando um determinado pré-requisito é cumprido. Por exemplo, pagou o empréstimo mensal do seu carro? Através do contrato inteligente atribuído, continuaria automaticamente a ser o proprietário desde que continuasse a efetuar os pagamentos. No entanto, se não o fizer, o contrato desencadeia um processo para reverter o carro para o proprietário original. Agora, imagine todo este processo sem intermediários desnecessários, como agentes de penhora ou uma agência de cobranças. Para o governo, os contratos inteligentes podem melhorar o processo de auditoria, a forma como lidam com as transacções e todo o processo de manutenção de registos.

VOTAÇÃO

Se há um domínio que exige um nó extra na segurança, é o das eleições. Através da transferência de dados altamente encriptados da cadeia de blocos, a emissão, o acompanhamento e a contagem de votos tornam-se mais seguros. Tal como a cadeia de blocos pode registar e manter transacções, manter o registo das votações significa que estas não podem ser adulteradas.

GOVERNO DIGITAL

Se há um país que está a abraçar a mudança de braços abertos, esse país é a Estónia. Na Estónia (ou E-stonier), quase tudo é feito digitalmente, desde a declaração de impostos até ao pagamento do estacionamento. Isto deve-se ao facto de quase toda a informação estar disponível em linha. O sistema de assinatura digital da Estónia utiliza assinaturas electrónicas, através das quais é possível aceder a todas as informações acima referidas em linha.

ENTRETENIMENTO

As empresas do sector do entretenimento que utilizam as mais recentes aplicações tecnológicas estão agora a começar a repensar todo o seu modelo de negócio. É assim que se pode saber quando as indústrias·estão a ser perturbadas. E é também o caso do sector **do entretenimento**. Todos os domínios que se concentram na rentabilização do valor, de uma forma ou de outra, podem beneficiar da tecnologia da cadeia de blocos.

INDÚSTRIA DA MÚSICA

A **indústria da música**, por exemplo, tem vindo a crescer de forma constante desde 2012. Mas com tantos serviços de streaming diferentes, é difícil para os artistas locais começarem a trabalhar e a divulgar a sua música. Atualmente, o Spotify paga cerca de 0,006 a 0,0084 dólares por transmissão aos artistas. Através da cadeia de blocos, os músicos podem ser recompensados diretamente pelo seu conteúdo sempre que alguém reproduz a sua música. Sem cortes para a editora, para o serviço de streaming e assim por diante. Os artistas seriam *efetivamente* independentes. Outro exemplo tem a ver com o sector dos jogos de azar em linha. Quer se goste ou não, a INDÚSTRIA DO ENTRETENIMENTO ADULTO vale muito (40 mil milhões de dólares em 2015). Os casinos têm tudo a ver com a confiança entre o jogador e a casa, e essa confiança é muitas vezes abusada. É assim que os casinos se mantêm lucrativos. No entanto, através de uma alternativa descentralizada e transparente, muitas startups de jogos de azar da cadeia de blocos já estão a perturbar o atual sistema de casinos. Dado o elevado nível de risco envolvido no entretenimento para adultos e nos jogos online, os comerciantes perdem muitas taxas de transação. A cadeia de blocos resolve muitos outros problemas, como o anonimato, a acessibilidade e cria valor através da descentralização. Como tal, os casinos de cadeia de blocos permitiriam aos utilizadores financiar os casinos em troca de uma percentagem dos lucros obtidos. A tecnologia da cadeia de blocos tem a possibilidade de perturbar toda a indústria do jogo e mudar a forma como vemos o jogo.[37]

VIAGEM

O sector das viagens é complexo e fragmentado. São muitos os desafios que as empresas do sector enfrentam: desde as actividades financeiras e operacionais diárias até à manutenção da sua base de clientes. No sector das viagens, isto é mais do que hipotético para muitas empresas; os serviços baseados em cadeias de blocos já estão a isolar os principais pontos problemáticos e a resolver desafios comuns, concentrando-se na racionalização do processo. Essencialmente, as empresas estão a construir um ecossistema mais fiável que elimina os guardiões e facilita o envolvimento dos clientes. Por exemplo, ter uma identificação universal da cadeia de blocos simplifica as viagens. E devido à natureza descentralizada da cadeia de blocos, há também menos hipóteses de ciberataques. Para além disso, todas as transacções se tornam rastreáveis e instantâneas, tornando todo o processo ainda mais conveniente. A indústria de viagens depende muito do envio de informações de e para muitas partes diferentes, e a cadeia de blocos torna o processamento de todos esses dados mais eficiente. Mas, para além do rastreio da informação, os serviços de identificação também se tornam mais fáceis. A tecnologia pode reduzir drasticamente os tempos de check-in e as filas no aeroporto, uma vez que algo tão simples como uma impressão digital pode substituir a apresentação de documentos. O resultado final é que a indústria das viagens deveria ser confortável num mundo ideal. No entanto, ainda não é esse o caso. Mas através da cadeia de blocos, o sector das viagens pode tornar-se mais conveniente para todos os envolvidos. Finalmente, as finanças, é a isto que tudo se resume. O objetivo original da cadeia de blocos era lidar melhor com as finanças e agora é altura de fazer um círculo completo. Desde o início, o objetivo da tecnologia da cadeia de blocos tem sido acompanhar e gerir melhor as transacções. E desde que a cadeia de blocos surgiu da moeda criptográfica, o foco está em acompanhar as transacções financeiras. Da mesma forma que o livro-razão digital gere as criptomoedas, também pode gerir a moeda fiduciária. Atualmente, o sector financeiro já está a passar por grandes mudanças através das muitas ferramentas online e de automatização.[37]

BANCOS

Atualmente, **os bancos** têm de lidar com o mercado internacional. A transferência de fundos de um país para outro é um processo **dispendioso** e **lento**. *Mas porque é que o atual sistema financeiro é tão ineficaz?* Bem, francamente, porque é antigo. A tecnologia é antiga - baseada no processo em papel. E, finalmente, é **centralizado**. Este é o maior problema da cadeia de blocos com o sistema atual. Ser centralizado implica ser vulnerável a falhas e ataques ao sistema. Devido ao acesso baseado na região, também nega a muitas pessoas o acesso a ferramentas financeiras básicas. Com a tecnologia da cadeia de blocos, tudo isso desaparece. E, em vez disso, é substituído por um sistema financeiro global que dá a todos acesso igual - *sem restrições*. A cadeia de blocos também já está a fazer evoluir os sistemas de contabilidade tradicionais, mas também pode ter impacto em todo o sector financeiro. Ser verdadeiramente descentralizado é ótimo porque significa não ter uma única base central de operações. O livro-razão distribuído estaria a funcionar em milhões de dispositivos móveis em todo o mundo. O dinheiro, as acções, as dívidas e todos os outros activos seriam então armazenados digitalmente - com base num sistema peer-to-peer. A confiança seria então estabelecida num consenso de rede encriptado. Duas partes (empresas, indivíduos, etc.) poderiam forjar acordos e trocar valores sem depender de quaisquer intermediários. É claro que há muitos pormenores que precisam de ser resolvidos primeiro. Por isso, pode demorar algum tempo. A utilização da inovação da cadeia de blocos será, consequentemente

incentivar a melhoria do acesso aos cuidados de saúde, a gestão dos registos médicos, a confirmação imediata das informações clínicas, o aumento da segurança e uma organização mais eficaz dos cuidados de saúde.[37]

EXEMPLOS DE APLICAÇÕES DA TECNOLOGIA BLOCKCHAIN AOS CUIDADOS DE SAÚDE

Em geral, a tecnologia da cadeia de blocos é mais adequada para projectos em que:

1. A contribuição de várias partes interessadas.

2. É necessária mais confiança entre as partes do que a que existe atualmente.

3. Existe um intermediário que pode ser removido ou omitido para aumentar a

confiança ou a eficiência.

4. É necessário um acompanhamento fiável da atividade.

5. É necessário que os dados sejam fiáveis ao longo do tempo.

Uma análise de algumas aplicações reais pode dar uma melhor compreensão de como a tecnologia da cadeia de blocos funciona nos cuidados de saúde, o que oferece e o estado atual da indústria. Os exemplos específicos que se seguem foram escolhidos para clarificar conceitos e não indicam a importância de uma abordagem em relação a outra. Uma exploração completa das empresas de tecnologia de cadeia de blocos em todo o sector da saúde está para além do âmbito desta análise, mas foi feita uma tentativa de identificar uma coleção de exemplos internacionais e dignos de nota.[37]

Combater a fraude com medicamentos sujeitos a receita médica

A fraude com medicamentos sujeitos a receita médica é um desafio bem definido ao qual a tecnologia da cadeia de blocos pode ser aplicada. Num exemplo, a empresa de cadeias de blocos Nuco tenta resolver três explorações comuns utilizadas para executar fraudes de prescrição: modificar números para alterar a própria prescrição, duplicação de prescrições (por exemplo, fotocópias) e as chamadas "compras de médicos", através das quais os fraudadores visitam muitos médicos para recolher o maior número possível de prescrições originais (Kesem Frank, comunicação pessoal, 24 de agosto de 2017). Para resolver estes problemas, os peritos apelaram à instalação de programas de monitorização que melhorem o acesso e o tempo de resposta, analisem os dados das receitas médicas para assinalar padrões de compra suspeitos e possam alertar os médicos e os farmacêuticos (McDonald & Carlson, 2013). Nuco identifica o problema como um "ciclo aberto", o que significa que existe um feedback incompleto entre os autores das receitas (médicos) e os responsáveis pelo seu aviamento (farmacêuticos). Esta comunicação fragmentada é o tipo de problema que a cadeia de blocos pode resolver (Figura 2).[36]

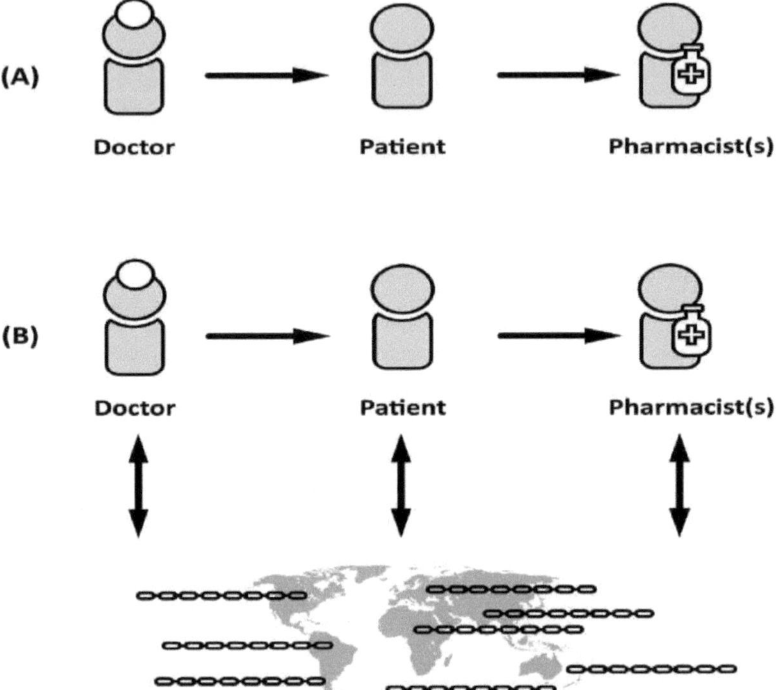

Figura 2. (A) Um exemplo de um circuito aberto, em que um doente recebe uma receita de um médico, que a entrega a um (ou mais) farmacêutico(s). O farmacêutico não tem conhecimento de que a receita seja original, exacta ou previamente aviada. (B) Para fechar o ciclo, as transacções são armazenadas em cadeias de blocos. Cada parte interessada pode aceder às cadeias de blocos e acrescentá-las, conforme adequado. Por exemplo, um médico pode adicionar o registo da receita original e um farmacêutico pode verificar se a receita não foi alterada; um farmacêutico pode registar acções numa receita e o médico ou outro farmacêutico pode verificar o seu estado.

A solução baseada na cadeia de blocos da Nuco para o problema da fraude de prescrição funciona da seguinte forma: quando uma prescrição é produzida por um médico, é anexado um código legível por máquina que serve como um identificador único. Este identificador único é então associado a um bloco de

informações, incluindo o nome do medicamento, a quantidade, a identidade anónima do doente e um registo de data e hora. Quando a receita é aviada por um farmacêutico, o símbolo é digitalizado, a tentativa de aviar a receita é registada e comparada com a cadeia de blocos, e o farmacêutico é rapidamente informado se a receita é elegível para aviamento e recebe informações para verificar a sua exatidão.[34]

As cópias da cadeia de blocos, ou livro-razão distribuído, são mantidas por várias partes interessadas numa rede *descentralizada*. Estas partes interessadas podem incluir cadeias de farmácias, fornecedores de seguros, auditores ou hospitais, cada um dos quais tem interesse em resolver a fraude de medicamentos sujeitos a receita médica e é suficientemente grande para dedicar recursos à infraestrutura informática necessária. Devido à encriptação da informação da cadeia de blocos, *a privacidade* é mantida quando esta é transmitida entre as partes interessadas, e cada uma delas só pode aceder à informação a que tem especificamente direito através da posse das chaves criptográficas corretas. Cada uma das partes interessadas pode *confiar na* exatidão das informações que possui, porque cada uma delas dispõe de uma cadeia ininterrupta, idêntica às outras cadeias, que pode ser auditada para garantir a sua integridade.

Esta solução ilustra um exemplo de uma *cadeia de blocos com permissões,* na qual apenas as partes especificadas podem ler informações e efetuar transacções. Trata-se de uma das duas grandes implementações comuns da tecnologia de cadeia de blocos; a outra são as cadeias públicas, das quais é dado um exemplo abaixo.

A solução Nuco integra-se nos padrões de utilização existentes e utiliza tecnologias existentes (por exemplo, o farmacêutico apenas necessita de um smartphone ou dispositivo semelhante para ler o identificador único), proporcionando *interoperabilidade* com os protocolos existentes. A interoperabilidade será uma consideração importante, uma vez que os novos projectos de cadeias de blocos fazem interface com as tecnologias actuais e novas de armazenamento de informação. A Health ChainRx e a Scalamed estão também a trabalhar em soluções de cadeias de blocos para combater a fraude de receitas médicas e estão prestes a lançar soluções. Ambas manifestaram um forte desejo e ênfase em dar aos pacientes controlo sobre os seus dados, incluindo a capacidade de autorizar quem os pode utilizar e como (Dave Evans e Tal Rapke, comunicações pessoais, agosto de 2017).[38]

A Scalamed planeia adotar uma cadeia de blocos pública em vez de uma cadeia autorizada (ver Nuco, acima), o que representa uma oportunidade para diferenciar estas duas abordagens (Tal Rapke, comunicação pessoal, 27 de agosto de 2017). Nas cadeias de blocos públicas, o armazenamento e a manutenção da cadeia de blocos não se restringem às partes interessadas de confiança.

Em vez disso, qualquer pessoa que participe é remunerada pelo manuseamento da estrutura de dados encriptados. A cadeia de blocos é *descentralizada* através de muitos nós públicos que trabalham em conjunto para verificar e processar transacções, resultando na *confiança* de que a cadeia é precisa. Fazem-no sem a capacidade de desencriptar dados privados. A escolha de um destes modelos diferentes, com permissão *ou* público, é uma decisão fundamental tomada no início de qualquer projeto de cadeia de blocos.[39]

Registos médicos centrados no doente

Se há uma corrente subjacente comum que atravessa quase todas as empresas de tecnologia de cadeia de blocos que trabalham no sector da saúde, é o desejo de permitir que as pessoas exerçam um maior controlo pessoal sobre os dados recolhidos a seu respeito. Os médicos já estão a ser inundados com mais informação do que aquela com que conseguem lidar, e muito, muito mais está para vir. Uma solução de cadeia de blocos pode aliviar este fardo para o médico, criando um nível mais elevado de organização, acessibilidade e facilidade de utilização de ferramentas digitais que poupam tempo, ao mesmo tempo que envolve mais o doente nos seus próprios cuidados.[40]

Como projeto inicial, a Medical Chain debruçou-se sobre os resumos de alta hospitalar, que incluem um resumo do tratamento e dos cuidados de acompanhamento necessários. Os hospitais são incentivados a garantir que estes documentos não contenham erros geradores de responsabilidade e a processá-los rapidamente para libertar camas para o doente seguinte na fila de espera. Atualmente, a informação está isolada: a transferência de registos para além das fronteiras municipais pode exigir pedidos por escrito, e os problemas de duplicação de dados, fraude e dados inacessíveis são galopantes (Mo Tayeb, comunicação pessoal, 25 de agosto de 2017). A cadeia médica introduziu uma solução digitalizada que conduz os médicos através de um processo de alta estruturado que reduz os erros e as omissões e acelera a revisão pelo pessoal sénior. Atualmente, estão a transferir este sistema para uma cadeia de blocos, o que permitirá uma partilha *descentralizada e* eficiente de dados entre as partes interessadas (por exemplo, hospitais de diferentes redes e prestadores de seguros de saúde), que poderão *confiar* que os dados dos doentes são privados devido à encriptação e historicamente exactos devido à natureza imutável da cadeia de blocos.[41]

De forma mais ambiciosa, a Medical Chain está também a desenvolver uma cadeia de blocos autorizada partilhada por uma rede de instituições de cuidados de saúde internacionais de confiança para ajudar os doentes a receberem cuidados a nível internacional sem a complicada recolha e transferência de registos médicos (Mo Tayeb, comunicação pessoal, 25 de agosto de 2017). A solução proposta para permitir cadeias de blocos internacionais é uma oportunidade para discutir outro conceito importante: armazenamento de informações na cadeia *ou* fora da cadeia. Algumas jurisdições não permitem que os dados privados de saúde sejam armazenados externamente. Como se pode então construir uma estrutura de dados partilhada a nível internacional? A resposta pode estar no mesmo tipo de assinatura criptográfica que permite que cada bloco da cadeia de blocos identifique exclusivamente o bloco que se lhe segue. Da mesma forma, cada bloco pode conter assinaturas criptográficas de documentos armazenados remotamente que podem ser utilizadas para provar que um documento não foi alterado de forma alguma. Os dados podem ser mantidos na jurisdição de origem de cada paciente e, quando transferidos pelo paciente, comprovados através de assinaturas registadas e partilhadas através da cadeia de blocos como sendo o registo completo e exato do historial médico do paciente. Neste cenário, apenas a prova de que o documento é genuíno é armazenada internacionalmente na cadeia de blocos; os documentos reais podem permanecer (de forma encriptada) nas jurisdições nacionais até que o proprietário dos dados (o doente) decida partilhá-los. O armazenamento de assinaturas criptográficas desta forma é conhecido como "armazenamento fora da cadeia" e é um tema comum na tecnologia de cadeia de blocos para o sector da saúde, tanto para lidar com obstáculos regulamentares como devido à prevalência de grandes ficheiros de dados, como dados de imagiologia, cuja inclusão e partilha na cadeia de blocos impede uma solução simplificada.[29]

A Health coin, uma iniciativa que começou por desenvolver uma solução baseada numa cadeia de blocos para ajudar as pessoas a trabalharem em conjunto para melhorar os sintomas da diabetes, expandiu entretanto a sua visão para a construção de um sistema de registos de saúde electrónicos globais. Identificam uma proposta de valor para o controlo da informação centrada no doente que consiste em três princípios: 1) fornecer os dados completos ao utilizador, 2) permitir que o utilizador canalize os seus dados para a sua melhor utilização e 3) permitir que os utilizadores transmitam resultados com mecanismos para certificar a informação transmitida (Diego Espinosa, comunicação pessoal, 28 de agosto de 2017). A Health Coin considera que não está tanto no negócio dos cuidados de saúde como no negócio da partilha de dados, com o doente sentado no painel de controlo. Este é um espaço movimentado, e projectos análogos para ligar a informação dos doentes entre as partes interessadas estão a ser tentados por vários outros intervenientes, incluindo BurstIQ, Factom, GemOS, HealthCombix, MedRec, Patientory e Simply Vital. Até o Watson da IBM está a entrar no jogo **(Byers, 2017)**. A Patientory, com uma solução que tenta fazer a ponte entre os sistemas de registos médicos electrónicos existentes nos Estados Unidos, parece ser a que está mais perto de ter um produto real nas mãos dos doentes **(Patientory, 2017)**.[42]

A BurstIQ apresenta uma visão do que pode ser feito quando a tecnologia da cadeia de blocos se tornar o principal meio de armazenamento dos dados dos doentes. A BurstIQ vê o futuro dos cuidados de saúde na junção da medicina de precisão, que oferece tratamentos específicos para as necessidades de um determinado doente, e da aprendizagem automática, em que a inteligência artificial é utilizada para aprender com as tendências de saúde e com o historial de determinados doentes (Frank Ricotta, comunicação pessoal, 25 de agosto de 2017). O objetivo do BurstIQ é integrar fluxos de dados para obter novos conhecimentos sobre os melhores resultados individuais em termos de saúde e ajudar as pessoas a concretizá-los.[14]

A transferência aberta para a responsabilidade do paciente sobre os seus próprios dados nestas soluções baseadas na cadeia de blocos representa uma mudança significativa. A Health Combix, em colaboração com a Point Nurse, está a tentar resolver este problema introduzindo uma camada mediada por enfermeiros para garantir que os dados que acabam no registo imutável da cadeia de blocos são exactos, que foram transferidos corretamente para o doente e que este compreende como curar, atualizar e controlar o acesso aos seus registos (Cyrus Maaghul, comunicação pessoal, 25 de agosto de 2017.) Outra caraterística diferenciadora da Health Combix é o seu plano para ligar o seu sistema a um componente de hardware especializado que pode ser utilizado para monitorizar os doentes de forma fiável e introduzir registos de qualidade na cadeia de blocos. A Bowhead é outra iniciativa interessada em utilizar um componente de hardware para alimentar uma cadeia de blocos com informações fiáveis.[30]

Dado que estas soluções são desenvolvidas em paralelo e na ausência de normas, surge um novo problema de interoperabilidade. A QBRICS e a Nuco (Aion) iniciaram projectos de desenvolvimento de tecnologias baseadas em cadeias de blocos para traduzir e consolidar informações provenientes de múltiplas fontes, a fim de reconstruir os dados dos doentes fragmentados em várias plataformas.[43]

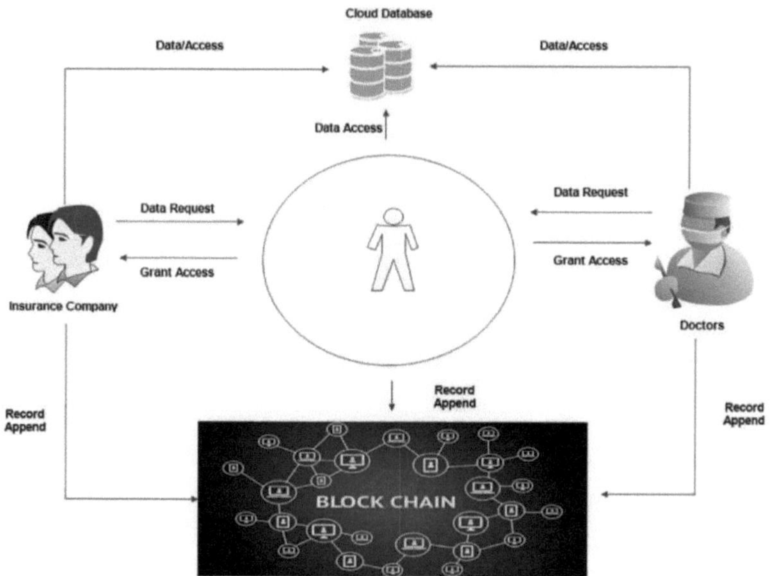

Ligar a indústria dentária

O sector dentário é um mercado altamente fragmentado, constituído por muitos profissionais independentes. A Dentacoin é uma iniciativa que tem como objetivo utilizar a tecnologia de cadeia de blocos para ligar dentistas, pacientes e fornecedores (fabricantes e laboratórios) a nível mundial. A fase I do seu projeto foi a implementação de uma plataforma de revisão que se baseia na imutabilidade e descentralização das cadeias de blocos e na transparência e fiabilidade dos contratos inteligentes ligados a cadeias de blocos para criar confiança no processo de revisão. As acções desejáveis, como escrever uma crítica, são recompensadas através da transferência de criptomoeda para o paciente, que pode então ser usada para comprar serviços dentários aos profissionais participantes.

Os dentistas são recompensados pela sua participação através do acesso a estudos de mercado e a uma moeda criptográfica aceite pelos fabricantes. A Dent coin aposta na confiança e na descentralização inerentes às cadeias de blocos para permitir o desenvolvimento de uma economia de escala entre as partes participantes, sem necessidade de corretores adicionais para gerir as interações entre cada elemento individual da rede. É de notar que este empreendimento tecnológico de cadeia de blocos está a mergulhar em águas reais: já têm duas clínicas de prova de conceito que aceitam pagamentos na moeda Dent coin e várias dezenas de práticas reais registadas na sua plataforma de avaliação (Donika Kraeva, comunicação pessoal, 28 de agosto de 2017).

As fases futuras do projeto Dent coin planeiam utilizar a sua estratégia de incentivo para encorajar os pacientes a informarem-se sobre os cuidados dentários, estabelecer contratos de seguro entre pacientes e dentistas que recompensem os pacientes que realizam um mínimo de manutenção dentária e servir como um registo de saúde do paciente, análogo aos registos dos pacientes abordados na secção anterior. Os criadores da Dent Coin optaram por implementar uma cadeia de blocos pública porque consideraram que uma cadeia de blocos privada mais centralizada seria menos fiável devido ao número mais limitado de verificadores que asseguram a fidelidade das transacções. Como na maioria das iniciativas mencionadas neste artigo, eles favorecem o armazenamento de informações privadas fora da cadeia (ver Cadeia médica, acima). [32]

Principais áreas adicionais que podem beneficiar da integração da tecnologia de cadeia de blocos

A tecnologia da cadeia de blocos pode revolucionar a investigação médica e os cuidados individuais

O armazenamento e a partilha de informações de saúde representam um enorme desafio, incluindo alguns riscos importantes para a privacidade, e oportunidades fantásticas, incluindo o potencial para desenvolver uma compreensão prática da saúde de indivíduos únicos em vez de uma humanidade genérica. As empresas de tecnologia de cadeias de blocos estão a mergulhar neste espaço e prometem uma nova era de investigação e descoberta, impulsionada pela análise de informações de saúde longitudinais agregadas de indivíduos no contexto da população em geral e por uma nova capacidade de os investigadores acederem aos dados de que necessitam para obterem novos conhecimentos.[44]

À medida que o custo decrescente da sequenciação do genoma completo se aproxima dos 1000 dólares americanos, e a análise ainda significativa, mas um pouco menos completa, se torna ainda mais barata, a recolha destes dados tornou-se cada vez mais comum. Como exemplo da escala da experiência possível nos últimos anos, um estudo recente utilizou sequências do genoma completo de mais de mil participantes (Lippert et al., 2017); noutro, duzentos mil participantes contribuíram com marcadores de todo o genoma (Lo et al., 2016). A aplicação desta escala de dados é potencialmente revolucionária. O estudo de Lo, por exemplo, encontrou correlações genéticas com dados psiquiátricos que poderiam ter sido impossíveis de localizar com menos marcadores. Atualmente, encontrar grandes conjuntos de dados para compreender melhor as interações entre a doença e outras caraterísticas e aspectos da vida humana é um processo difícil, repleto de obstáculos, papelada e burocracia. A compreensão futura da saúde humana pode beneficiar enormemente se os dados atualmente acumulados pelos seres humanos em todo o mundo puderem ser facilmente acessíveis aos investigadores. Isto deve ser feito respeitando as normas éticas e mantendo a privacidade através da anonimização efectiva e da propriedade dos dados pelo indivíduo que descrevem, incluindo a capacidade de conceder e revogar o acesso aos mesmos. Há provas de que as pessoas querem este controlo e também de que muitas querem que os seus dados sejam úteis: um estudo sobre participantes em investigação que receberam resultados de sequências genómicas completas expressou um forte desejo de receber todos os resultados, incluindo os dados em bruto, e de manter a privacidade dos dados; além disso, cerca de um terço consentiu na partilha dos seus dados (Sanderson et al., 2016). Embora existam provas de que podem ser necessários alguns incentivos **(Pevnick et al., 2016)**, talvez com a comunicação e as protecções certas, ainda mais pessoas estariam dispostas a contribuir com os seus dados para o bem comum.[45]

Tal como acontece com muitos aspectos desta indústria nascente, será importante fazer as coisas bem: se as preocupações com a privacidade e a propriedade não puderem ser resolvidas, a vontade das pessoas de contribuir com as suas informações pode evaporar-se. Os operadores neste espaço estão conscientes do desafio e estão a tentar enfrentá-lo **(Jagadeesh et al., 2017)**. A encriptação e o acesso com chave são um primeiro nível de proteção, mas é necessário mais trabalho antes de as soluções estarem prontas para serem amplamente implementadas. Não é um problema simples armazenar informações privadas num espaço público, manter o controlo de quem pode aceder a elas e como são aplicadas e, ao mesmo tempo, lidar com problemas do mundo real, como a perda de chaves e as alterações na capacidade de um indivíduo para gerir os seus próprios dados, para não mencionar a navegação no processo de definir cuidadosamente quem deve ter acesso a que informações e em que circunstâncias (Tanner, 2013).[46]

Porque é que a tecnologia de cadeia de blocos é uma ferramenta interessante para este tipo de partilha? Para além do nível básico de anonimato proporcionado pela encriptação dos dados (mas que também pode ser utilizado por soluções que não sejam de cadeia de blocos), existem várias razões. A primeira é a imutabilidade dos dados: uma vez armazenados, pode confiar-se que os dados para investigação não mudarão. Em segundo lugar, o armazenamento seria transparente: seria claro para os participantes quais os dados que estavam e não estavam disponíveis, e a reprodução de estudos para verificar os resultados seria mais simples, havendo boas provas de que se justifica um controlo mais rigoroso dos estudos

(Chan et al., 2004; Dwan et al., 2013). Em terceiro lugar, com contratos inteligentes testados e comprovados, os proprietários dos dados podem ter a certeza de que controlam os seus próprios dados e podem conceder e revogar o acesso aos mesmos de forma anónima para permitir a investigação. A imutabilidade dos contratos inteligentes, devido à sua inclusão na cadeia de blocos, não é de somenos importância: proporciona a confiança de que, uma vez estabelecida uma relação, esta não será alterada e, uma vez que continua a funcionar como prometido, que qualquer contrato é seguro contra a prevaricação.[47]

A tónica tem sido colocada na recolha de informação genética dos nossos genomas pessoais, mas este não é o único novo fluxo de informação que poderá contribuir com grandes quantidades de dados para a compreensão da nossa saúde humana individual. Um número crescente de provas sugere que o nosso microbioma contém informações sobre a nossa saúde pessoal, e os esforços de sequenciação já estão a recolher montanhas de dados bacteriológicos **(Lynch & Pedersen, 2016; Zhernakova et al., 2016)**. Além disso, com o advento da Internet das Coisas, uma explosão de dispositivos está a recolher dados longitudinais sobre todos os aspectos da nossa vida, como o ritmo cardíaco, a cadência dos passos, a frequência do exercício, a complexidade do vocabulário, a dieta - quase tudo o que se possa imaginar. É claro que há aqui questões de privacidade que devem ser consideradas, mas estes dados também podem ser verificados, ou pelo menos atribuídos a níveis de confiança, e utilizados para avaliar a saúde atual e ajudar a informar as decisões de vida para a manutenção e melhoria da saúde.[38]

Governo

Os governos estão ansiosos por determinar se as promessas de poupança de custos da tecnologia da cadeia de blocos podem ser concretizadas e, ao mesmo tempo, encorajar a capacitação dos doentes e fazer avançar a investigação e os cuidados médicos. No Canadá, uma colaboração entre a Nuco-Deloitte e um instituto de investigação financiado por fundos públicos para fornecer uma solução que permita a participação de indivíduos na investigação genética, que deverá ser anunciada no final de 2017 (Kesem Frank, comunicação pessoal, 24 de agosto de 2017). Nos Estados Unidos, o Departamento de Regulamentação Financeira e Profissional do Illinois está a estabelecer uma parceria com a empresa de cuidados de saúde Hashed Health para criar soluções que tirem partido da cadeia de blocos e das tecnologias de livro-razão distribuído para melhorar a eficiência e a precisão do licenciamento médico entre estados (Hashed Health, 2017). Os Emirados Árabes Unidos e a Estónia também fizeram investimentos no armazenamento de registos médicos de saúde utilizando tecnologia de cadeia de blocos **(Anderson, 2016; Hankewitz, 2016)**. Estes são apenas alguns exemplos de anúncios recentes, e a dinâmica está a aumentar.[39]

A tecnologia de cadeia de blocos é um empreendimento incipiente e ainda tem de ser alinhada com as políticas e procedimentos actuais, especialmente no sector da saúde. Reconhecendo que trabalhar dentro das restrições do governo é um obstáculo significativo por si só, o Programa de Assistência à Investigação Industrial do Conselho Nacional de Investigação do Canadá (NRC-IRAP) embarcou numa experiência que utiliza a tecnologia da cadeia de blocos (com a sua imutabilidade, descentralização e transparência) para organizar e divulgar dados públicos sobre as suas actividades e as empresas que serve **(Conselho Nacional de Investigação do Canadá, 2017)**. Este é visto como um programa exequível que demonstrará que uma cadeia de blocos pública pode ser utilizada para armazenar dados governamentais, com vista a conhecer, confrontar e resolver obstáculos administrativos ao quadro e, em última análise, estabelecer um caminho para projectos de dados mais complicados (por exemplo, dados de saúde) no futuro **(David Lisk, comunicação pessoal, 29 de agosto de 2017)**. Projectos como este podem ajudar a estabelecer a tecnologia da cadeia de blocos como um método eficaz para registar e partilhar dados governamentais e servir de base importante para iniciativas mais sensíveis no futuro.[35]

Auditoria

Como Brian Behlendorf, diretor executivo do projeto Hyper- ledger, sobre o cumprimento dos objectivos de desenvolvimento sustentável do Fórum Económico Mundial, afirmou num podcast recente da Hashed Health (2017):

> *"Cada [objetivo] envolve uma métrica; cada métrica, para sabermos realmente se estamos a progredir em relação a ela ou não, precisa de sair de um sistema de contabilidade de algum tipo, e a melhor maneira que conhecemos hoje para construir um sistema de contabilidade que seja fiável, que seja descentralizável ... é com a tecnologia de cadeia de blocos. "*

O rastreio eficaz e fiável da informação transacional em cada etapa de um processo, de forma transparente e imutável, é uma caraterística fundamental das implementações de cadeias de blocos. Por conseguinte, a ideia de auditoria intersecta muito do que já foi discutido. É possível imaginar muitos casos em que uma auditoria clara dos registos nos cuidados de saúde seria vantajosa, incluindo exemplos como a verificação das credenciais dos médicos, o rastreio e a reconciliação de erros ou ambiguidades nos dados dos doentes e a verificação dos pedidos de indemnização dos seguros. Um exemplo de uma iniciativa que tenta resolver algumas destas questões é o Pokitdok, que estabeleceu uma parceria com a Intel para criar uma solução baseada na cadeia de blocos que fornece gestão de identidade para validar todos os parceiros numa transação **(Miller, 2017)**. Dois exemplos do que a Pokitdok espera que isto possa permitir são a faturação quase instantânea e a resolução de pedidos de indemnização de seguros, bem como a auditoria instantânea de cadeias de abastecimento e proveniência farmacêuticas. A ISolve é outra empresa que trabalha neste espaço e, entre outros projectos, está a trabalhar em soluções de cadeia de blocos de ponta a ponta para acompanhar a distribuição de medicamentos.[39]

Há situações em que a importância de um rastreio cuidadoso se torna dolorosamente clara. A contrafação e a fraude de medicamentos são um problema crescente, especialmente em regiões do mundo onde não existe regulamentação nem cooperação entre governos **(McLaughlin, 2012)**. Informações detalhadas e fiáveis sobre a proveniência dos produtos farmacêuticos e a cadeia de custódia poderiam ser integradas numa solução de cadeia de blocos, de modo a que os distribuidores e consumidores locais pudessem auditar o seu próprio abastecimento e combater práticas fraudulentas, como a reetiquetagem de datas de validade e a contrafação **(Buckley & Gostin, 2013; Khan & Khar, 2015; McLaughlin, 2012; Sprink et al., 2016)**. Os produtos farmacêuticos fazem parte de um caso muito mais geral: tudo o que consumimos afecta a nossa saúde e, recentemente, grandes retalhistas e empresas alimentares anunciaram uma colaboração para identificar as principais áreas da cadeia de abastecimento alimentar global que poderiam beneficiar do rastreio através da tecnologia de cadeia de blocos **(Aitkin, 2017)**. Vale a pena ter em conta que a cadeia de blocos não é uma solução mágica de auditoria que resolva todos os desafios. É uma ferramenta que pode ser utilizada para o armazenamento e a partilha de informações fiáveis, mas estas iniciativas também exigirão que os sistemas introduzam informações exactas e completas em primeiro lugar.[39]

Considerações sobre o futuro desenvolvimento da tecnologia da cadeia de blocos

Normas

Em última análise, as normas serão importantes para garantir a interoperabilidade entre as cadeias de blocos e para estabelecer regras para o armazenamento e a transferência seguros de informações. Atualmente, o desenvolvimento é dominado por protótipos e fases iniciais de projectos que têm como principais preocupações a funcionalidade e a prova de conceito. Um representante da Dent coin expressou o sentimento geral: "neste momento, todos devem concentrar-se no progresso das soluções existentes, bem como em novas ideias e conceitos que podem ainda não seguir qualquer normalização" (comunicação pessoal, 28 de agosto de 2017). Dito isto, é importante começar a pensar em normas, tendo sido criado um grupo de normas (ISO/TC 307) para a cadeia de blocos **(ISO, 2016)**. Para aqueles que desejam ter uma voz no futuro da cadeia de blocos, esta pode ser uma importante via de contribuição.

A proteção da propriedade intelectual e a liberdade de funcionamento devem ser uma consideração fundamental para qualquer iniciativa de tecnologia de cadeias de blocos

Estes são os primeiros dias para a utilização da tecnologia de cadeia de blocos em aplicações de saúde, e novas ideias excitantes estão por todo o lado. Ao mesmo tempo, empresas e indivíduos em rápida evolução estão a aproveitar a oportunidade para reivindicar vastas áreas do espaço da propriedade intelectual. Uma rápida pesquisa de patentes revela que a empresa EITC Holdings, por exemplo, tem 63 patentes concedidas ou pendentes no Reino Unido com datas de prioridade no início de 2016 ou posteriores; se a EITC tiver sido tão agressiva nos Estados Unidos, possuirá uma parte significativa das reivindicações no espaço da cadeia de blocos. Os pedidos de patentes não são publicados durante 18 meses após a data de registo mais antiga, pelo que a extensão do registo da EITC nos Estados Unidos não será conhecida durante algum tempo. Um relatório da Reuters sugere que a EITC planeia apresentar muitos mais pedidos **(Wagstaff & Kaye, 2017)**. Empresas como a IBM, a Mastercard, a Fidelity e o Bank of America também têm sido muito activas na reivindicação de propriedade intelectual nesta área. A medida em que estas primeiras patentes serão permitidas nos institutos de patentes e mantidas quando contestadas ainda não foi testada. O que é claro é que estão a ser concedidas patentes no sector das cadeias de blocos em muitas jurisdições mundiais e que as empresas viradas para o futuro que desejem proteger a sua propriedade intelectual devem desenvolver um plano desde o início, pelo menos para garantir a sua liberdade de funcionamento. O efeito que a aparente centralização atual do controlo da propriedade intelectual poderá ter no sector como um todo não é claro, mas deve ser monitorizado.[40]

Riscos

A tecnologia da cadeia de blocos é tão boa quanto os seus utilizadores; se for colocada informação de baixa qualidade ou incorrecta na cadeia, então o que se pode confiar através da imutabilidade e descentralização é que a informação de baixa qualidade e incorrecta permanecerá na cadeia. A cadeia de blocos e as tecnologias de apoio oferecem muitas novas oportunidades, mas há que ter o cuidado de avaliar toda a implementação, incluindo o que acontece à informação antes e depois de estar numa cadeia de blocos. As soluções de interoperabilidade terão de ser diligentes em relação à informação armazenada e incluir soluções para a resolução de discrepâncias e a atribuição de confiança a diferentes tipos de informação. Além disso, o movimento para transferir a informação e o controlo para o doente é louvável, mas deve ser acompanhado de educação.

Como afirma Nicole Tay, investigadora em saúde pública (comunicação pessoal), se "o objetivo era dar poder ao doente e resolver as falhas do nosso sistema atual, que se baseia exclusivamente na confiança do doente, [e se criarmos um novo sistema em que os doentes têm o poder de controlar os seus dados, mas não sabem o que fazer com eles e acabam por contratar terceiros para os gerir], estaremos realmente a afastar-nos de um sistema de gestão 'baseado na confiança'? Existe o risco de os consumidores serem atraídos pela promessa dourada de vidas mais longas e mais felizes graças aos grandes volumes de dados, que podem ser difíceis de recusar, mesmo que existam riscos.

Espera-se um mau resultado para a indústria da cadeia de blocos se esta avançar demasiado depressa nos primeiros tempos e se forem lançados produtos que não estão prontos. Embora existam aspectos da tecnologia de cadeia de blocos que protegem contra o acesso não autorizado, uma grande violação de dados privados devido a um descuido técnico poderia resultar no receio do que deveria ser apenas promissor. Um problema interessante é que a capacidade de aceder aos dados na cadeia de blocos é feita através de uma "chave", que é uma sequência única de caracteres e dígitos. Se uma chave se perder, os dados a que acede tornam-se irrecuperáveis. Perder o acesso a toda uma vida de informação de saúde através da perda de uma destas chaves é inaceitável, e terão de ser implementadas soluções para voltar a ligar os utilizadores aos seus dados.

As soluções actuais para este problema introduzem portas traseiras para aceder aos dados privados da cadeia de blocos, substituindo um problema por outro. Outro desafio é que, se a descentralização de uma cadeia de blocos for quebrada, por exemplo, se uma empresa adquirir acesso à maioria dos servidores (mais de dois terços com os actuais métodos empresariais), então um agente pode tornar-se o único agente de consenso e pode modificar a cadeia de blocos, violando a propriedade de imutabilidade. Poderá ser necessária uma nova tecnologia para o consenso e uma regulamentação governamental em torno da monopolização da cadeia de blocos para proteção contra esta eventualidade. Por último, um espetro no horizonte é a emergência da computação quântica e a sua previsível capacidade de quebrar os actuais métodos de encriptação (**Bernstein *et al.*, 2017**). Não se sabe exatamente quando é que isso vai acontecer, mas parece possível que seja na próxima década (**Kobie, 2016**). Teremos muitos problemas se a encriptação resistente à computação quântica não for resolvida até lá, mas se a totalidade dos dados de saúde de uma pessoa estiver em cadeias de blocos em servidores acessíveis ao público, então a privacidade dessa informação estará em risco.[40]

TECNOLOGIA BLOCKCHAIN NA MEDICINA DENTÁRIA

APLICAÇÕES DA TECNOLOGIA BLOCKCHAIN NA MEDICINA DENTÁRIA

Dent coin é uma plataforma de cadeia de blocos baseada em Ethereal regulada por contratos inteligentes. A plataforma apoia a comunidade dentária através da construção e criação de soluções dedicadas a melhorar a qualidade dos cuidados dentários em todo o mundo. A cadeia de blocos dá à Dent coin o poder de mudar o mundo para melhor. Dent coin desenvolve a indústria dentária, bem como cria inteligência de mercado através de um sistema de recompensa de criptomoeda que inspira a participação em toda a comunidade. Dent coin é a primeira criptomoeda que usa uma plataforma de revisão descentralizada e recompensa de forma transparente os pacientes e dentistas que fazem contribuições que beneficiam a comunidade.

A equipa da Fundação Dent coin acredita firmemente na construção de uma futura indústria de cuidados de saúde que cairá nas mãos das pessoas, resultando na perturbação das indústrias existentes e na criação de novas indústrias a curto e longo prazo. Olhando para o futuro, a Dent coin espera que a plataforma melhore drasticamente a saúde dentária e os hábitos de higiene, melhorando assim a qualidade de vida dos indivíduos, o que resultará numa melhoria da saúde geral e numa maior longevidade Os avanços nas tecnologias da informação (TI) promoveram uma explosão global da produção de dados. Estima-se que os grandes volumes de dados acumulados no universo digital ascendam atualmente a 4,4 zettabytes e as tendências prevêem um aumento exponencial no futuro devido à utilização generalizada de dispositivos móveis, sensores omnipresentes e câmaras Os dados relativos à saúde (DH) podem ser recolhidos a partir de cuidados de rotina profissionais e de outras fontes alargadas, incluindo os determinantes sociais da saúde, como a Internet das Coisas (Iota), publicações de doentes em fóruns na Internet, inquéritos e questionários de grupos de apoio a doentes e diários de doentes.

As colaborações em matéria de grandes volumes de dados envolvem interações entre um leque diversificado de partes interessadas com diferentes capacidades analíticas, técnicas e políticas. A tecnologia de dados médicos tem muitas áreas de aplicação nos cuidados de saúde: análise de prognósticos e modelação preditiva, identificação de correlações de doenças conhecidas pela ONU, apoio à decisão clínica para novos conceitos de tratamento, inquéritos de saúde pública e investigação clínica de base populacional, bem como avaliação dos sistemas de saúde. Os DH surgiram como uma fonte promissora de registos de saúde. No entanto, os DH tornam-se essencialmente inúteis se os sistemas de recolha de dados não estiverem integrados no ecossistema mais vasto das tecnologias da informação no domínio da saúde (Eco HIT). Por um lado, a recolha sistemática e o aumento da disponibilidade dos DH só serão possíveis quando as suas aplicações forem conhecidas, as fontes forem procuráveis e os utilizadores estiverem mais aptos a fazer a auto-descoberta dos dados; por outro lado, é a falta de confiança entre os responsáveis pela custódia dos dados e os utilizadores dos dados, bem como os numerosos obstáculos à partilha de dados, que têm sufocado a utilidade e o valor potenciais que poderiam ser derivados dos DH existentes.[41]

A melhoria da confiança dos consumidores na segurança dos dados e dos factos surge como um objetivo social e político de toda a comunidade. A medicina dentária ficou para trás em relação à medicina no que diz respeito à adoção de TI no domínio da saúde, mas a adoção generalizada de registos de saúde electrónicos (RSE) é o primeiro passo numa direção digitalizada mais estruturada. No entanto, a utilização de tecnologias de saúde conectadas e de DH tem permanecido largamente inexplorada e o seu potencial para melhorar os cuidados dos doentes ainda não foi aproveitado.

Recolha de dados A recolha de DH só tem valor se for feita de forma sistemática, de acordo com normas de dados harmonizadas e interligáveis, para produzir dados de elevada qualidade. No entanto, atualmente, a maioria das bases de dados não é compatível entre si e, por conseguinte, a recolha e a interpretação automatizadas de dados continuam a ser difíceis. A utilização de sistemas de registo de dados electrónicos, ao contrário dos sistemas baseados em papel, promove o cumprimento das normas de documentação, obrigando os médicos a introduzir dados num formato estruturado, permite a monitorização da HD (esta capacidade tem permanecido largamente inexplorada) e promove a partilha de informações entre vários membros da equipa de cuidados de saúde.

No entanto, os melhores algoritmos de dados são apenas tão bons quanto a fiabilidade e a validade da entrada original. O principal problema com que se depara a recolha de dados nos cuidados de saúde é a fraca qualidade dos dados, caracterizada por dados em falta e incompletos, que ocorre quando não existe um formato normalizado para a recolha de dados ou quando coortes populacionais específicas não têm os seus dados registados com precisão.Uma terminologia normalizada em medicina dentária e a utilização de formulários e modelos estruturados para reduzir a probabilidade de dados em falta ou incompletos facilitará muito a uniformidade dos dados recolhidos e a sua subsequente agregação para análise, aprendizagem e melhoria da qualidade

objectivos. A ligação, com base na população, de informações ao nível do doente constitui a base de um Eco HIT eficaz.

A criação de vias através das quais a DH possa ser facilmente recolhida na fase inicial por clínicos ou auxiliares de ação médica de forma estruturada e extraída ou agregada na fase final no âmbito de um Eco HIT de maior dimensão aumentará a nossa compreensão dos factores de risco, dos padrões de tendência e dos resultados do tratamento. A integração do PGHD neste Eco HIT aumentará ainda mais esses registos de dados, uma vez que os pacientes recolhem dados por rotina e podem facilmente traçar um quadro mais holístico do seu estado de saúde, bem como fornecer algumas informações sobre outras determinantes sociais da saúde que, em última análise, afectam os resultados dos seus tratamentos [No entanto, a integração do HD em Egos HIT traz à luz preocupações éticas relativas à violação da privacidade e à utilização do HD agregado para outros fins que não a prestação de cuidados de saúde .Uma vez que existem perspectivas múltiplas e muitas vezes contraditórias entre as partes interessadas envolvidas em colaborações de megadados, é essencial que seja definido e estabelecido um código de conduta geralmente aceite que oriente a utilização ética e significativa dos DH no âmbito de uma implementação global.[41]

Isto pode implicar a implementação de um consentimento geral do doente (GPC) universalmente aceite no momento da recolha de dados, que permita que os dados biomédicos associados dos doentes sejam armazenados sem anonimato em registos de dados e utilizados para fins de investigação futura, especialmente nos casos em que o consentimento possa não ser exequível a posteriori. Especialmente na investigação que utiliza os dados identificados dos doentes, é necessário desenvolver e implementar protocolos de segurança adequados, como o estabelecimento de permissões de acesso aos identificadores dos doentes, algoritmos para análises estatísticas e interpretação dos dados gerados **Partilha de dados** A recolha omnipresente de DH conduz inevitavelmente a uma enorme acumulação de informação ao nível dos doentes. A gestão eficiente dos DH não deve apenas envolver a manutenção da integridade na sua recolha e subsequente armazenamento, mas deve também incluir a garantia de segurança quando os dados são partilhados e a simplificação da interoperabilidade através da utilização de aplicações de fácil utilização para acesso rápido e opções de filtragem.

Dado que os métodos convencionais de recolha de dados de doentes, como os ensaios clínicos (prospectivos), se tornaram mais complexos devido aos elevados custos, ao dispêndio de tempo e à dificuldade de recrutamento de doentes, a existência de uma ligação entre as plataformas de recolha de DH e os registos de saúde electrónicos é uma ferramenta promissora na ciência dos cuidados de saúde. Os ensaios (clínicos) controlados com base em registos [RC(C) T] estão bem caracterizados, particularmente para a investigação médica, geram provas abrangentes com um elevado nível de validade externa e permitem observações com um mínimo de perda de seguimento de amostras de grandes dimensões A anonimização de dados é um tipo de higienização da informação cuja intenção principal é a proteção da privacidade. É o processo de codificação ou remoção de informações pessoalmente identificáveis de conjuntos de dados. Os métodos de anonimização incluem encriptação, hashing, generalização, pseudonimização e perturbação. A desanonimização é o processo de engenharia inversa utilizado para detetar os dados de origem. A técnica mais comum de desanonimização é o cruzamento de dados de várias fontes. O potencial de reidentificação de pacientes individuais a partir de dados anónimos coloca desafios únicos à investigação biomédica, uma vez que a proteção da privacidade dos pacientes é fundamental. O complexo panorama jurídico em torno da privacidade na saúde, por exemplo, a partilha de dados através das fronteiras nacionais, cria obstáculos tanto para os indivíduos que tentam aceder às suas informações pessoais como para os investigadores biomédicos que tentam estabelecer Ts.[41]

A recolha de informações relacionadas com a saúde gerada atualmente não está estritamente regulamentada fora dos contextos dos ensaios clínicos e a utilização de dados para fins de investigação não relacionados com a prestação de cuidados de saúde é pouco integrada entre as plataformas de DH e os RSE. A interoperabilidade dos dados deve permitir o intercâmbio seguro de informações de saúde electrónicas com outros Eco HIT, bem como a utilização de informações de saúde electrónicas provenientes destes, sem esforço especial por parte do utilizador. Além disso, significa a recolha completa, o intercâmbio e a utilização de todas as informações de saúde acessíveis eletronicamente para utilização autorizada ao abrigo dos regulamentos legais aplicáveis, sem qualquer tipo de bloqueio constitucional. Uma maior partilha de dados poderia facilitar um maior aproveitamento da tecnologia através da análise de coortes maiores para melhorar as interações dos pacientes e dos prestadores de cuidados de saúde dentária com os decisores políticos e o governo e para aumentar a eficiência administrativa.

No entanto, os investigadores que tentam partilhar dados entre sistemas de saúde, e muito menos entre fronteiras, enfrentam enormes encargos regulamentares que tornam quase impossíveis os esforços de partilha de dados em grande escala. Se os investigadores biomédicos quiserem tirar partido das actuais soluções de interoperabilidade técnica, os organismos reguladores têm de resolver as questões de privacidade, ética, segurança e propriedade intelectual A cadeia de blocos está a receber muita atenção recentemente. Trata-se de uma tecnologia de registo distribuído implementada de forma descentralizada e utilizada para registar transacções. Os registos são mantidos em muitos computadores, de modo a que os dados não possam ser alterados retroativamente sem a alteração de todos os blocos subsequentes e sem o conluio de toda a rede.A cadeia de blocos terá um impacto transformador profundo na economia e na sociedade globais, incluindo no sector dos cuidados de saúde, para a partilha de dados. Oferece uma nova forma de gerir a confiança entre partes confiantes, apoiando um registo imutável das transacções: (1) base de dados distribuída; (2) transmissão peer-to-peer; (3) transparência com pseudonimato; (4) irreversibilidade dos registos; e lógica computacional. 7[2]

Análise de dados

A partilha segura de dados de saúde proporciona oportunidades de investigação quando estes dados são integrados em sistemas de registo de dados electrónicos que fazem parte de um Eco HIT mais vasto. A criação de grandes coortes de base populacional ajudará a identificar correlações desconhecidas de sintomas e doenças, novos factores de prognóstico, análises de risco, conceitos de tratamento inovadores e facilitará a avaliação de sistemas de saúde completos. A ligação da informação ao nível do doente a coortes de cidadãos e bancos biológicos de base populacional fornece a referência necessária de diagnósticos normalizados e pontos de corte de rastreio que podem detetar novos biomarcadores através da investigação personalizada no domínio da saúde. Neste caso, é necessário um ciclo de feedback contínuo, através do qual a ciência tem de comunicar os resultados obtidos num formato facilmente acessível aos prestadores de serviços clínicos e aos decisores políticos. A diminuição dos custos (por registo) do armazenamento de dados digitais e a disseminação de ferramentas e técnicas estatísticas poderosas e de baixo custo para extrair padrões, correlações e interações estão também a tornar a análise de dados mais utilizável e valiosa na medicina dentária. No entanto, os custos de pessoal para a manutenção dos DH, bem como a necessidade de peritos em TI e de cientistas, estão a aumentar rapidamente e também têm de ser considerados. Por conseguinte, a ciência dos DH tem de promover um ecossistema digital aberto que acelere a investigação biomédica eficiente e rentável para melhorar a saúde oral em benefício da comunidade. A interoperabilidade é um pré-requisito para a partilha de dados e, consecutivamente, para a análise de todos os dados, incluindo o Adhere, os sistemas de aprendizagem em saúde (LHS) são uma solução proposta para aplicar rapidamente as melhores provas científicas disponíveis na prática clínica em tempo real. Num LHS, as evidências e a prática juntam-se num ciclo virtuoso, estimulando-se e influenciando-se mutuamente de forma positiva. Trata-se de um progresso dinâmico da ciência e da informática para alinhar e gerar novos conhecimentos como um subproduto natural e contínuo do serviço de cuidados de saúde; e aperfeiçoar e fornecer, sem descontinuidades, as melhores práticas para uma melhoria contínua do diagnóstico, da terapêutica e, consecutivamente, dos resultados do tratamento.

Os médicos e os profissionais de saúde têm de compreender que o avanço da investigação no domínio da medicina dentária, por si só, não irá resolver o sistema de saúde local. A maioria das inovações no domínio da medicina dentária leva entre 5 a 10 anos a ser introduzida em contextos de cuidados de saúde reais. Um compromisso partilhado para tirar partido dos conhecimentos científicos e avaliar as alterações em tempo real permite melhorias rápidas no local de prestação de cuidados para fazer avançar as inovações. É necessário um forte apoio da liderança e uma parceria crescente entre a investigação e as operações clínicas para evoluir com êxito.[41]

Esta parceria fomentou uma cultura e uma infraestrutura para facilitar a aprendizagem rápida com comunicação, envolvimento e flexibilidade contínuos - conheceu os parceiros formais. As questões principais são a tomada de decisões partilhada para garantir que os tratamentos são mais consistentes com os ideais e preferências dos doentes e a conceção de benefícios baseados no valor, utilizando incentivos e desincentivos para orientar os doentes para os serviços mais eficazes e baseados na evidência (e afastá-los de conceitos não comprovados). As principais caraterísticas da LHS são o acesso dos pacientes à investigação, a disponibilidade imediata dos conhecimentos sobre as melhores práticas para apoiar as decisões (clínicas) e a melhoria contínua através de estudos em curso. Demasiadas vezes, os investigadores, os clínicos e os decisores políticos operam em mundos separados, com horizontes temporais diferentes. Embora o ritmo da investigação esteja a acelerar, continua a ser muito mais lento do que o período de tempo urgente inerente à tomada de decisões sobre cuidados clínicos.

Os investigadores que procuram melhorar os resultados dos cuidados de saúde devem considerar a possibilidade de divulgar novas descobertas para além dos artigos de jornal, adoptando os princípios da ciência da implementação para acelerar a tradução das suas descobertas em resultados na saúde. O mundo académico e a comunidade de investigação devem refletir cuidadosamente sobre as ferramentas de divulgação que funcionam realmente bem para chegar aos líderes clínicos. As vias mais amplas de divulgação interna e externa incluem boletins informativos, publicações comerciais, sítios Web, relatórios nos meios de comunicação social e reuniões com as partes interessadas, incluindo doentes, clínicos e administradores. A análise de DH não deve resultar apenas na publicação de artigos de revistas e relatórios de prateleira, mas apoiar a decisão de cuidados a nível local para adotar a conceção mais ampla de aprendizagem comum.[57]

TECNOLOGIA DE CADEIA DE BLOCOS NA MEDICINA

APLICAÇÕES DA TECNOLOGIA DA CADEIA DE BLOCOS NA MEDICINA

Originalmente, a tecnologia de cadeia de blocos (BCT) foi concebida para a sua implementação mais conhecida nos domínios da economia e das criptomoedas, mas atualmente a sua utilidade está a expandir-se em várias outras áreas, incluindo o domínio biomédico. O potencial da tecnologia de cadeia de blocos pode ser testemunhado nos domínios da medicina, genómica, telemedicina, telemonitorização, saúde eletrónica, neurociência e aplicações de cuidados de saúde personalizados, através do seu mecanismo de estabilização e segurança do conjunto de dados com os quais os utilizadores podem interagir através de diferentes tipos de transacções (tal como ilustrado no modelo, apresentado na Figura 1).

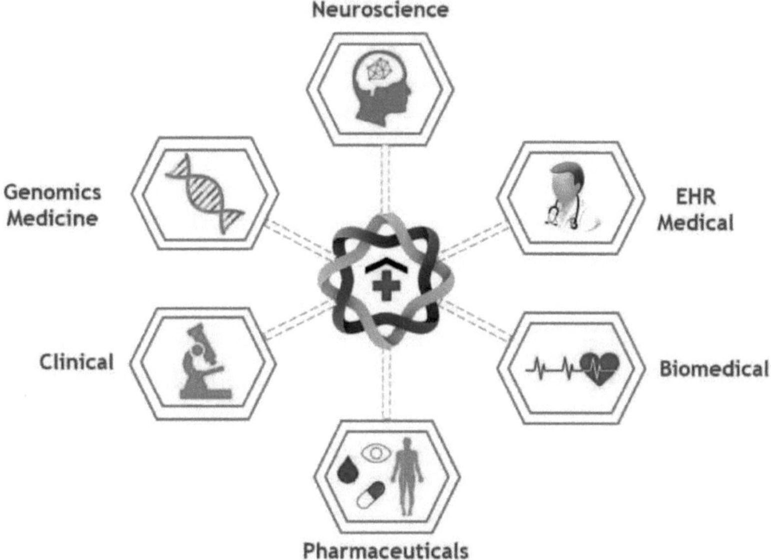

Figura-1: Aplicações das cadeias de blocos nos cuidados de saúde.

Cadeias de blocos em registos de saúde electrónicos (RSE)

Na última década, os médicos, os hospitais e os dispositivos de cuidados de saúde sentiram a necessidade de um enorme incremento na digitalização dos registos médicos, uma vez que a digitalização destes dados permite um acesso e uma partilha fáceis, constituindo também uma base para uma melhor e mais rápida tomada de decisões. As aplicações mais comuns das tecnologias de cadeias de blocos nos cuidados de saúde são atualmente na área dos registos médicos electrónicos (como mostra a Figura 2).

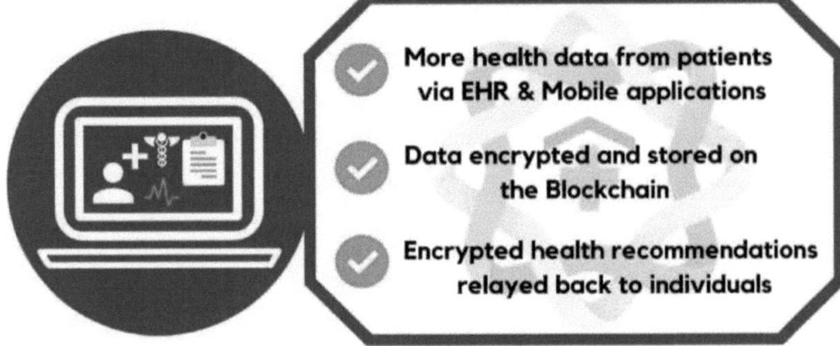

Figura 2: Uma representação da interação entre os CDI, as aplicações móveis de saúde, a tecnologia da cadeia de blocos e os cuidados preventivos.

No entanto, os registos de saúde electrónicos (RSE) nunca foram criados para tratar registos de toda a vida entre várias instituições, e os doentes deixam os seus dados dispersos por várias instituições à medida que as situações da vida os separam dos dados de um prestador para outro; desta forma, perdem o acesso fácil a dados passados. Perante a necessidade crítica de uma forma inovadora de gerir os registos de saúde electrónicos de modo a encorajar os doentes a participarem nos seus dados de saúde actuais e históricos, muitos investigadores criaram a tecnologia da cadeia de blocos para a manutenção dos registos de saúde electrónicos. Um protótipo denominado "MedRec" utiliza vantagens de bloqueio distintas para gerir a autenticação, a confidencialidade, a integridade e a partilha fácil de dados.

Funciona com base num sistema descentralizado de gestão de registos e afirma fornecer aos doentes um historial detalhado e imutável e permite um acesso fácil às respectivas informações de saúde através de vários prestadores e instituições de tratamento. O "MedRec" não armazena registos médicos nem requer um tempo de ajuste. Armazena uma marca do registo numa cadeia de blocos e avisa o doente, que acaba por ser responsável pelo local para onde esse registo se pode deslocar. A marca garante que foi adquirido um duplicado inalterado do registo. Do mesmo modo, transfere o poder de controlo da organização para o doente e, consequentemente, isso pesa e dá poder ao doente para assumir a responsabilidade de proprietário. Para os doentes que preferem não lidar com as suas informações, as associações de administração devem assumir o papel de agentes do doente para esta tarefa. Uma grande parte das entradas individuais de doentes que as pessoas utilizam atualmente têm planos complicados, criam mais trabalho e têm diversas IUs em cada base. A estrutura Madre também inclui uma IU, para melhorar a ligação persistente com registos de cuidados de saúde que se deslocam através de várias organizações. Durante a implementação do EHR, a partilha de dados médicos enfrenta frequentemente limitações críticas, tais como a perda de controlo sobre os dados, a proveniência dos dados, a auditoria e o rastreio seguro dos dados médicos. Tendo em conta essas limitações, Xia et al. introduziram o Med Share, um sistema de cadeia de blocos seguro e protegido para a troca de dados médicos entre partes confiáveis. O Med Share pode ser utilizado para partilhar dados médicos e manter registos de saúde electrónicos entre fornecedores de serviços em nuvem, hospitais e entidades de investigação na área da saúde, com maior proveniência dos dados, controlo de auditoria personalizado e o mínimo de ameaças possíveis à segurança e privacidade dos dados. Os EHR contêm geralmente dados altamente sensíveis e críticos relacionados com os doentes, que são frequentemente partilhados entre médicos, radiologistas, prestadores de cuidados de saúde, farmacêuticos e investigadores, para um diagnóstico e tratamento eficazes. Durante o armazenamento, a transmissão e a distribuição destas informações altamente sensíveis sobre os doentes entre várias entidades, o tratamento do doente pode ser comprometido, o que pode constituir uma grave ameaça para a saúde do doente e para a manutenção do seu historial atualizado. No caso de doentes que lutam contra doenças crónicas (por exemplo, cancro e VIH), a prevalência de tais riscos pode tornar-se mais elevada devido a uma longa história de pré e pós-tratamento, acompanhamento e processos de reabilitação. Assim, a manutenção de um historial atualizado do doente tornou-se altamente imperativa, para garantir um tratamento eficaz. Para contornar essas limitações, Dubovitskaya et al. propuseram um quadro baseado em cadeias de blocos para gerir, manter e partilhar os registos médicos electrónicos de doentes com cancro. Adoptaram uma tecnologia de cadeia de blocos com permissões para aceder, gerir e armazenar dados encriptados dos doentes. Estes quadros propostos podem ser utilizados para implementar na prática a tecnologia de cadeia de blocos para aceder e gerir a privacidade e a segurança dos dados e do historial dos doentes nas práticas clínicas.[42]

Outra referência na história é o projeto estónio baseado na cadeia de blocos de registos médicos. Em 2016,

A Estónia assumiu a liderança mundial na tecnologia da cadeia de blocos quando propôs a ideia de manter milhões de registos médicos privados e, simultaneamente, torná-los amplamente disponíveis para os prestadores de serviços médicos e as companhias de seguros. Talvez a razão do crescimento global da utilização da tecnologia da cadeia de blocos na medicina seja uma forte garantia para os pacientes, ao utilizar esta tecnologia para tornar os seus registos de saúde imutáveis e inalterados. Qualquer tentativa de acesso ou ajuste pode ser rapidamente identificada e reconhecida em toda a cadeia de blocos. Isto não é apenas útil para a integridade do paciente, mas também para identificar qualquer exercício criminoso, incluindo fraude ou adulteração de registos. Além disso, a partilha e revisão de registos de serviços medicinais aprovados será significativamente mais simples. No momento em que ocorre uma visita de um doente, esta tende a ser vista rapidamente pela maioria dos fornecedores desse doente. Por meio de algoritmos adequados de atendimento ao paciente, bugs de medicamentos, hipersensibilidades e soluções de medicamentos podem ser acomodados nos registros gerais da cadeia de blocos com bastante rapidez, sem a necessidade de formulários tediosos de compromisso farmacêutico. A utilização da inovação da cadeia de blocos encorajará, por conseguinte, um melhor acesso aos cuidados de saúde, uma gestão rápida dos registos médicos, a confirmação da informação clínica, uma maior segurança e uma organização mais eficaz dos cuidados de saúde.

Cadeias de blocos na investigação clínica

Nos ensaios clínicos, pode surgir uma série de questões, incluindo a privacidade dos dados, a integridade dos dados, a partilha de dados, a manutenção de registos, o registo dos doentes, etc. A cadeia de blocos, sendo a próxima geração da Internet, pode fornecer soluções viáveis para estes problemas. Os investigadores do sector da saúde estão a trabalhar na resolução destas questões com a ajuda da tecnologia da cadeia de blocos. Em breve, o sector da saúde será tomado de assalto com as aplicações da cadeia de blocos, acompanhadas pela inteligência artificial (IA) e pela aprendizagem automática. No estudo proposto por Timothy et al., o Ethereum autorizado, um protocolo que fornece a funcionalidade de contrato inteligente na cadeia de blocos, é utilizado em paralelo com sistemas de gestão de dados baseados em clínicas. O principal objetivo do estudo era abordar a questão do problema da inscrição de doentes. Os resultados do estudo mostraram que o Ethereum resultou em transacções mais rápidas, em comparação com a bitcoin, e, por conseguinte, a conclusão derivada propôs a utilização de contratos inteligentes Ethereum para a transparência dos sistemas de gestão de dados em ensaios clínicos. Por conseguinte, o registo de doentes utilizando cadeias de blocos é uma das aplicações existentes desta tecnologia na investigação clínica. Outra investigação foi conduzida por Mehdi Benchoufi. Foi implementado um quadro para recolher o consentimento informado dos doentes para o rastrear e armazenar de forma segura, verificável publicamente e não falsificável. Utilizaram uma tecnologia de cadeia de blocos para criar o seu fluxo de trabalho.[42]

Cadeias de blocos na deteção de fraudes médicas.

Uma das grandes aplicações das cadeias de blocos na indústria médica é a gestão da cadeia de abastecimento de medicamentos. A gestão do aprovisionamento é uma questão crucial a salvaguardar em todos os sectores, mas tem uma importância maior nos cuidados de saúde, devido à sua crescente complexidade. Isto deve-se ao facto de qualquer comprometimento da cadeia de abastecimento dos cuidados de saúde afetar o bem-estar de um doente. As cadeias de abastecimento são vulneráveis e constituem buracos para ataques fraudulentos, uma vez que envolvem uma série de partes móveis e pessoas.

As cadeias de blocos fornecem uma plataforma segura e protegida para eliminar este problema e, em alguns casos, evitar também a ocorrência de fraudes, introduzindo uma maior transparência dos dados e uma melhor rastreabilidade dos produtos. Uma vez que um registo na cadeia de blocos só pode ser validado e atualizado através de um contrato inteligente, a manipulação da cadeia de blocos não é fácil.

Cadeias de blocos em Neurociência

A quantidade de notícias e análises dedicadas a aplicações de cadeias de blocos está a crescer, e a disciplina da neurociência está certamente incluída. As modernas tecnologias neurais procuram moldar um novo paradigma que exclui a interação mecânica com a infraestrutura circundante e permite controlar dispositivos e dados através de comandos mentais. Esses dispositivos neuronais podem interpretar os padrões de atividade cerebral e traduzi-los em comandos para controlar dispositivos externos, bem como detetar o estado mental atual de uma pessoa, com base nos dados da sua atividade cerebral. A tarefa especial de ler e interpretar os sinais cerebrais é resolvida por dispositivos de interface neural equipados com vários sensores sensíveis, chips de computação e comunicação sem fios. Estes dispositivos lêem a atividade eléctrica do cérebro, que é posteriormente decifrada e transmitida ao equipamento sob controlo. Tudo isto acontece num único dispositivo, que a pessoa usa na cabeça. Algoritmos complexos e grandes volumes de dados utilizarão a filosofia da cadeia de blocos para armazenar esses sinais cerebrais na interface neural. Uma das empresas que confirmou que vai utilizar a tecnologia de cadeia de blocos é a Retrogress. Registada em Genebra e formada em 2017, a empresa está focada na construção de sistemas de controlo neural, permitindo aos utilizadores controlar braços robóticos, drones, aparelhos inteligentes e dispositivos AR/VR (realidade aumentada/realidade virtual) com os seus próprios pensamentos.[43]

O sistema de controlo do Neurogress baseia-se na utilização da aprendizagem automática para melhorar a precisão da leitura do cérebro, o que requer a retenção de 90% dos dados cerebrais, a fim de treinar a IA utilizada pelo sistema. Por outras palavras, são necessários os "grandes dados da atividade neural do utilizador", com o documento da empresa a citar a necessidade do Projeto Cérebro Humano de "Exabytes (1 Exabyte = 1 bilião de gigabytes) de memória", como exemplo do tipo de capacidade de armazenamento necessária. Por conseguinte, não é surpreendente que o Neurogress planeie utilizar a cadeia de blocos, que acredita "resolver eficazmente o problema da segurança e da privacidade do armazenamento de dados". Ao registar os dados dos utilizadores numa cadeia de blocos descentralizada, estes dados tornam-se "resistentes a ataques de hackers" e, por conseguinte, mais privados. Ao mesmo tempo, a utilização da tecnologia de cadeia de blocos torna o sistema Neurogress "aberto e transparente para os potenciais utilizadores dos serviços da plataforma Neurogress". Uma vez que qualquer atividade anormal seria facilmente rastreável, o sistema "garantirá a segurança e a confidencialidade dos dados pessoais".

Por conseguinte, é evidente que as cadeias de blocos são uma forma de tecnologia da informação com várias aplicações futuras importantes, capazes de apoiar o aumento do cérebro, a simulação do cérebro e o pensamento cerebral. A digitalização de um cérebro humano inteiro requer, obviamente, um meio para o armazenar, e é aqui que a tecnologia das cadeias de blocos volta a surgir. Uma das propostas é o armazenamento de ficheiros mentais, que funcionariam como blocos de construção de dados em cadeias de pensamento pessoais, partilháveis num sistema de ficheiros de rede peer-to-peer que permite o histórico de versões. Este tipo de pensamento em cadeia de blocos é proposto como um sistema computacional de entrada-processamento-saída, com várias caraterísticas que dão oportunidade à inteligência artificial, ao aperfeiçoamento humano e à sua potencial integração. A cadeia de blocos permite que uma rede interligada de computadores dê um aperto de mão em intervalos de tempo para validar a fonte e a verdade de um registo.[43]

Se construíssemos um cérebro a partir do zero, este tipo de mecanismo de confiança poderia permitir que as redes de neurónios armazenassem e recordassem informações com precisão e confiança do que é subjetivo versus objetivo de uma determinada experiência. A autenticação multi-fator ligada a uma cadeia de pensamento pessoal, como uma implementação de cadeia de blocos, pode permitir a oportunidade de construção segura de um conjunto de dados comuns quantificados para os seres humanos. Este tipo de dados comuns reduz os silos de dados humanos, ao mesmo tempo que permite a cada ser humano manter a propriedade sobre a privacidade ou a partilha da sua experiência, possivelmente para obter benefícios monetários sem recorrer a terceiros ou a uma autoridade centralizada. No futuro, utilizando uma versão aumentada desta tecnologia, quando duas ou mais pessoas viverem o mesmo momento, embora de perspectivas subjectivas, poderemos reunir as suas experiências para sermos mais objectivos quanto aos acontecimentos desse momento. Idealmente, isto permitiria a criação de simulações virtuais de memórias passadas e a possibilidade de ver subjetivamente a partir da perspetiva de outra pessoa. Assim que tivermos uma melhor compreensão elástica dos mapeamentos individuais das emoções e experiências sensoriais que contribuem para uma determinada memória, isto levaria os dados dos sentidos para esta futura cadeia de blocos (ou seja, visão, olfato, etc.). E o facto é que as tecnologias para tornar isto uma realidade estão a ser desenvolvidas. Num futuro não tão distante, podemos começar a registar as nossas experiências sensoriais através da utilização de tecnologia vestível, do estado atual dos implantes cerebrais e nervosos, de imagens de bio-feedback e de quaisquer outros sensores que permitam uma impressão digital multifatorial específica para o registo da experiência temporal de um determinado ser humano. Utilizando estas tecnologias como ponto de partida, a investigação pode ser efectuada para melhorar a tomada de decisões, a aprendizagem, a recordação e os protocolos de reabilitação.[43]

Cadeias de blocos na indústria farmacêutica e na investigação

A indústria farmacêutica é um dos sectores com maior crescimento e um dos principais na vanguarda da prestação de cuidados de saúde. O sector farmacêutico não só contribui para a introdução de novos e potenciais medicamentos no mercado, como também ajuda a garantir a segurança e a validade dos produtos médicos e dos medicamentos vendidos ao consumidor final. Além disso, o sector farmacêutico também ajuda na avaliação e no processamento de medicamentos seguros, que contribuem, em última análise, para uma recuperação mais rápida dos doentes. Nos casos habituais, as empresas farmacêuticas enfrentam os desafios de rastrear os seus produtos atempadamente, o que, por vezes, leva a riscos graves ao permitir que os falsificadores comprometam a produção ou invadam o sistema com medicamentos falsos. Consequentemente, a produção e a distribuição de medicamentos contrafeitos tornaram-se um dos principais riscos para a saúde a nível mundial, sobretudo nos países em desenvolvimento.

Durante a produção, bem como na investigação e desenvolvimento (I&D) destes medicamentos, a cadeia de blocos pode ser a tecnologia mais adequada para avaliar, monitorizar e garantir os processos de produção de potenciais medicamentos. Recentemente, uma fundação de investigação lançou um projeto de medicamentos contrafeitos utilizando a tecnologia da cadeia de blocos como principal ferramenta para inspecionar e combater a produção de medicamentos contrafeitos. No que diz respeito ao fornecimento eficaz de medicamentos fiáveis e autênticos aos pacientes, existe uma necessidade premente de monitorizar, avaliar e assegurar o processo global de desenvolvimento e fornecimento de medicamentos através da utilização de tecnologias digitais em todo o mundo e, em particular, nos países em desenvolvimento. A este respeito, um sistema digital de controlo de medicamentos (DDCS) poderia ser uma solução duradoura para a prevenção da contrafação de medicamentos. Utilizando um

DDCS baseado numa cadeia de blocos, as grandes indústrias farmacêuticas **(SarnofT, Pfizer e Amgen)** lançaram um projeto-piloto conjunto de inspeção e avaliação de novos medicamentos. Utilizando a cadeia de blocos como abordagem, seria possível não só rastrear a produção e a localização dos medicamentos num dado momento, mas também melhorar a rastreabilidade dos medicamentos falsificados, a segurança do sistema de fornecimento de medicamentos e garantir a qualidade dos medicamentos fornecidos aos consumidores ou ao consumidor final.[43]

As aplicações da adoção da cadeia de blocos para fazer avançar a investigação biomédica/de cuidados de saúde são

Resumido no quadro abaixo.

Applications	Summary
Electronic Health Records	A digital EHR on a distributed ledger of an allowed block chain is guaranteed with the integrity, from the stage of data generation to the point of data retrieval, without human intercession.
Clinical Research	Block chain introduces a decentralized secure framework for any information collaborations that could happen, with regards to clinical research. With this, data can be securely shared with groups of researchers.
Medical Fraud Detection	Block chain, having the feature of being immutable, helps in fraud detection by not allowing any duplication or modification in the transaction, and eventually allows a transparent and secure transaction.
Neuroscience Research	Block chain, as an innovation, brings several upcoming applications incorporating brain augmentation, re-enactment of the brain, and brain thinking. Digitizing a whole human brain clearly requires some medium in which to store it, and it's here that block chain innovation raises its head.
Pharmaceutical Industry and Research	Block chain, using its power of detailed tracing, keeps eye on every stage of the pharmaceutical supply chain: The origin of the medicine, its components, and ownership are frequently detected at each stage to avoid the forging/stealing of goods.

RECENTES AVANÇOS EM TECNOLOGIA DE CADEIA DE BLOCOS

RECENTES AVANÇOS NA TECNOLOGIA DE CADEIA DE BLOCOS

A BLOCKCHAIN é uma tecnologia promissora que se encontra na sua fase inicial. A cadeia de blocos é a integração de três conceitos, nomeadamente, criptografia, mecanismo de consenso e rede. O conceito de chave privada da criptografia é utilizado na cadeia de blocos para cumprir o requisito de autenticação, ou seja, por motivos relacionados com os direitos de autor e a propriedade. Ajuda a reduzir a probabilidade de as informações pessoais serem expostas aos piratas informáticos. A cadeia de blocos utiliza uma rede distribuída ponto a ponto para transferir as informações autenticadas. A principal razão para a utilização de uma rede distribuída em vez de uma rede centralizada é a inexistência de um ponto único de falha. O conceito de mecanismo de consenso consiste em gerir todo o processo de transação através da aplicação de um conjunto específico de regras. Como já foi referido, a cadeia de blocos é um livro-razão distribuído com registos imutáveis.

Um livro-razão de cadeia de blocos é constituído por vários blocos ligados através de funções de hash. A figura 1 mostra a estrutura básica de uma cadeia de blocos, em que cada bloco contém informações do bloco anterior através de funções de hash e é distribuído pela rede de computadores privados conhecidos como "nós". Cada nó na rede da cadeia de blocos terá uma cópia completa do histórico de transacções da cadeia de blocos. Os nós comunicam para manter as cópias do registo e para sincronizar processos. Quando uma transação é iniciada, é transmitida uma mensagem a todos os nós da rede para aprovação, a fim de verificar a validade da transação.

Depois de todos os nós verificarem a validade de uma transação, há uma espécie de votação eletrónica, em que alguns nós aceitam a validade da transação e outros não. Se a maioria dos nós votar a favor da validade da transação, a cadeia de blocos é actualizada. Por conseguinte, é muito difícil para o atacante alterar o conteúdo da cadeia de blocos. No caso de um atacante pretender alterar o conteúdo, é necessário alterar as entradas em mais de 50% dos nós, o que é praticamente impossível. Para a validação dos blocos, são necessários algoritmos de consenso. Alguns dos algoritmos de consenso mais proeminentes incluem o POW (Proof of work), o PoS (Proof of stake), o PBFT (Practical byzantine fault tolerance), o DPOS (Delegated proof of stake), o Ripple e o Tender mint. Dado que os desenvolvimentos da investigação na área das cadeias de blocos estão a aumentar, existem vários artigos de investigação que destacam os principais desenvolvimentos. Todos estes estudos se centraram em diferentes aspectos da cadeia de blocos. Os trabalhos centraram-se na integração da tecnologia da cadeia de blocos em aplicações baseadas em IOT/smart-city.[44]

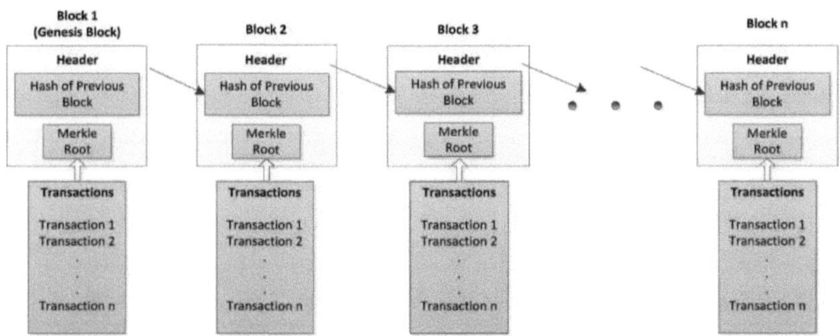

Fig-1: A estrutura básica da cadeia de blocos.

A primeira aplicação sob a forma de moeda criptográfica, conhecida como bit coin, foi construída com base no conceito de tecnologia de cadeia de blocos. Até à data, foram propostas e desenvolvidas com sucesso muitas plataformas de cadeias de blocos, onde podem ser desenvolvidas e implementadas aplicações baseadas em cadeias de blocos. Nesta secção, descrevemos e destacamos brevemente (resumidas na Tabela abaixo) algumas plataformas populares de cadeias de blocos. Bit coin o conceito da primeira cadeia de blocos de sempre sob a forma de moeda criptográfica chamada bit coin foi cunhado por Santoshi Nakamoto em 2008. o Bit coin é um sistema de pagamento eletrónico que permite pagamentos electrónicos em dinheiro online entre pares diretamente entre as partes sem a intervenção das instituições financeiras centrais. Existem opções para as assinaturas digitais, mas há casos de gastos duplos e a tecnologia proposta para a Bit Coin visa resolver o mesmo problema. As transacções que utilizam bitcoin são marcadas no tempo por hashing numa cadeia contínua que funciona como um registo imutável. A cadeia reflecte a cadeia de eventos de uma transação e também a potência de CPU utilizada. Um nó propõe uma transação e os outros nós votam para a confirmar ou abortar através de consenso. [44]

A arquitetura simples da rede torna-a robusta e as mensagens são encaminhadas para um local com base no melhor esforço. A tecnologia de bitcoin também permite incluir todo o tipo de regras e incentivos adequados ao objetivo. Ethereum Vitalik Buterin propôs e desenvolveu a cadeia de blocos Ethereum em 2013. O Ethereum é uma das plataformas de cadeia de blocos sem permissões de código aberto mais populares e mais utilizadas. O Ethereum também oferece a funcionalidade de contrato inteligente. O Solidity é utilizado para a redação de contratos inteligentes. A moeda criptográfica do Ethereum chama-se Ether, que é utilizada para pagamentos e incentivos entre os nós clientes. O Ethereum utiliza o Ethash como algoritmo de hashing. As aplicações no Ethereum são chamadas Dapps, que são executadas na parte superior da Máquina Virtual Ethereum (EVM). O Ethereum é mais eficiente do que a bitcoin em termos de processamento de transacções e armazenamento. 2.3 Hyper ledger. Esta plataforma é um projeto de cadeia de blocos de código aberto iniciado em dezembro de 2015 no âmbito da fundação Linux. Vários gigantes da alta tecnologia, como a Intel, a IBM e a SAP, colaboraram e desenvolveram cadeias de blocos baseadas em DLT. Atualmente, com os avanços, existem cinco quadros baseados em hiper-livros, nomeadamente: Burrow, Fabric, Indy, Aroma e Saw tooth.

Comparação das plataformas tecnológicas de cadeias de blocos mais populares

	Ethereum	Hyperledger	Quorum	Corda	Ripple
Type	Public Blockchain	Enterprise Blockchain	Enterprise Blockchain	Enterprise Blockchain	Payments Blockchain
Industry Focus	Cross-industry	Cross-industry	Cross-industry	Financial Services	Financial Services
Purpose (Preferred Usage)	B2C Businesses	B2B Businesses	Financial Service Industry	Financial Service Industry	Banks and Financial Institutions
Smart Contracts (Built-in Programming Language)	Solidity	Golang, Java	Solidity	Kotlin, Java	C++
Currency	Ether	Can be built using chaincodes	Ether	No native cryptocurrency	Ripple (XRP)
Governance	DAO (Decentralized autonomous organization)	Hosted by Linux Foundation	Ethereum developers and JP Morgan Chase	R3 company in charge	Ripple Labs
Consensus	Proof of work used for decision making	Not compulsory for all nodes to participate in consensus	-Pluggable - Raft consensus - Istanbul BFT	Parties to a transaction are involved in decision making	Probabilistic Voting
Multi-tenancy	Not available	Supported using channels	Not available	Isolated and multi-tenant by design	
Throughput	~ 200 tps	>2000 tps	A few 100s	~ 170 tps	>1500 tps
Coin Market Cap	$21.9 Billion	NA	NA	NA	$18.1Billion

A plataforma de cadeia de blocos da IBM é uma das recentes plataformas prontas para empresas, construída sobre a pilha de hiper-livro-fabricante, que permite aos utilizadores implementar qualquer rede adequada de acordo com os seus requisitos. Para facilitar a implantação de redes, ela vem equipada com playbooks ansiosos e oferece plataformas Node.js, Golang, Java ou JavaScript para escrever contratos inteligentes. Também oferece recursos de flexibilidade e escalabilidade em termos de quantidade de CPU e armazenamento necessários, memória usando o cluster Kubernetes. No cluster de kubernetes, vários nodels se reúnem para formar uma máquina poderosa.[45]

Hedera Hashgraph

Esta plataforma baseia-se no algoritmo de consenso distribuído hash graph, que pode processar milhares de transacções por segundo com uma utilização reduzida da largura de banda e é implementada utilizando a API Hedera Smart Contract. É uma plataforma leve e justa que suporta ambas as aplicações, ou seja, open source e pro-prietary. Uma vez que se trata de uma plataforma baseada na prova de participação, é uma das plataformas mais rápidas disponíveis, não havendo qualquer sobrecarga de computação pesada que, de outro modo, está associada ao POW. Suporta contratos inteligentes escritos apenas em solidez.

Corda

O Corda é também uma plataforma de código aberto utilizada para registar e processar acordos financeiros. As aplicações são executadas sob a forma de CorDapps. O Corda é desenvolvido por uma empresa tecnológica conhecida como R3 ou R3LCC. Em 2016, a R3 disponibilizou publicamente o Corda como cadeia de blocos de código aberto para atrair empresas e comunidades de investigação de todo o mundo a adotar e utilizar a sua plataforma e contribuir para o seu desenvolvimento. Atualmente, a Corday é utilizada por muitas empresas internacionais e institutos financeiros para várias aplicações, como a banca, as finanças, o comércio, as hipotecas e as moedas digitais. O Corday foi concebido exclusivamente para transacções comerciais diretas rápidas e de baixo custo e, através do seu contrato inteligente e da prevenção da funcionalidade de difusão de transacções globais, a privacidade entre empresas é rigorosamente assegurada. Os contratos inteligentes no Corday são escritos em Java ou noutras linguagens de programação compatíveis com a JVM e são executados utilizando códigos de byte da JVM. [11]

Multichip

Trata-se de uma plataforma de código aberto com acesso ao código no Gather. Esta plataforma é adequada para as organizações/utilizadores que estejam interessados em desenvolver aplicações financeiras numa rede autorizada. Em vez de múltiplas validações por bloco, cada bloco é verificado por uma única validação num formato round robin. Para efeitos de implementação, são necessários três comandos básicos, sendo o "multichain-util create" utilizado para inicializar uma nova cadeia de blocos e o comando "multichain" para alojar a cadeia de blocos num nó. Finalmente, os clientes podem executar acções utilizando o comando "multichain-cli". Suporta contratos inteligentes escritos em JavaScript.[11]

BigchainDB

Com uma base de dados de cadeia de blocos, esta plataforma fornece aos programadores um ambiente de prova de conceito para a implementação das suas aplicações e suporta uma vasta gama de indústrias e casos de utilização. Para recuperar qualquer registo, transação, bloco, etc., é utilizada a consulta MongoDB e, para o mecanismo de consenso, é seguido o mecanismo Byzantine Fault Tolerant (BFT) da Tendermint. Como esta plataforma é adequada para aplicações baseadas em redes privadas/públicas, não suporta contratos inteligentes. Em vez disso, para que uma transação seja bem sucedida, certas condições criptográficas devem ser preenchidas na íntegra. Estas condições podem ser uma simples condição de assinatura, uma condição de hashlock ou uma condição de timeout. Para efeitos de implementação, requer a instalação do servidor BigchainDB, MongoDB e Tendermint. Várias outras plataformas deste tipo incluem a cadeia aberta, IOTA, EOS, Stellar, Quorum, Monero e Neo. Com o avanço da cadeia de blocos, haverá mais plataformas disponíveis e a seleção da plataforma adequada é uma tarefa difícil. No entanto, acreditamos que um modelo de preços barato, uma implementação mais fácil, um suporte de rede pública/privada e uma interface gráfica de fácil utilização são os principais requisitos que interessariam aos programadores e às organizações.[11]

VANTAGENS E DESVANTAGENS DA TECNOLOGIA DE CADEIAS DE BLOCOS

A utilização da tecnologia da cadeia de blocos ajudará o sector dos cuidados de saúde de várias formas, algumas das quais são aqui enumeradas:

Saúde pública: Ao utilizar a tecnologia de cadeia de blocos, os organismos reguladores podem criar um fluxo partilhado de informações não identificadas sobre os doentes. Este fluxo ajudará as autoridades a identificar as pandemias ou ameaças para que possam tomar as medidas necessárias para controlar o problema em tempo útil.

Segurança dos dados: A tecnologia de cadeia de blocos é a solução mais inteligente para salvaguardar as informações do paciente. A cadeia de blocos impede que pessoas não autorizadas acedam às informações.

Consentimento gerido: Os doentes podem autorizar especificamente qualquer pessoa a aceder às suas informações médicas.

Processamento simplificado de pedidos de indemnização: A tecnologia de cadeia de blocos pode simplificar o complexo processo de faturação médica, eliminando a série de validações e os múltiplos terceiros que actuam em nome de outras entidades.

Dados gerados pelo paciente: Os doentes poderão carregar facilmente e armazenar em segurança as suas informações médicas actualizadas, sem alterar os registos anteriores.

A cadeia de blocos poderá tornar os registos médicos mais acessíveis aos médicos em caso de emergência. O nosso historial médico, cujo registo pode conter informações vitais e que podem salvar vidas num acidente, é um elemento complexo que se encontra frequentemente disperso pelos gabinetes de diferentes prestadores de cuidados de saúde e organizações, por vezes sediados em jurisdições diferentes. A maior parte do seu historial médico pode ser guardada num ficheiro organizado pelo seu médico de família; no entanto, se mudou de casa, de consultório ou visitou especialistas de saúde ao longo da sua vida, isso significa que peças essenciais podem estar dispersas e não estar imediatamente acessíveis em caso de necessidade. Algumas das suas informações mais recentes podem até estar guardadas num dispositivo que monitoriza a sua saúde. A manutenção de registos desorganizados ou ineficientes não é exclusiva do sector da saúde. Por essa razão, a cadeia de blocos em cada vez mais sectores para acelerar os tempos de transação e para manter registos de informação mais fiáveis e seguros. A tecnologia de registo distribuído pode fornecer um registo descentralizado e transparente das transacções numa rede. A cadeia de blocos tornou-se um tema muito debatido, mas também controverso, no domínio dos cuidados de saúde. O historial médico dos pacientes poderia ser registado num livro-razão, o que faria uma grande diferença para os médicos que procuram o historial médico completo de um paciente em tempo real, potencialmente sob "[48]

pressão.[48]

As vantagens da cadeia de blocos A tecnologia da cadeia de blocos é um sistema descentralizado e é a principal vantagem desta tecnologia. Porque é que é importante para a nossa vida? A resposta a esta pergunta é muito simples - não é necessário trabalhar com uma organização terceira ou com um administrador central. Isto significa que o sistema funciona sem intermediários e que todos os participantes desta cadeia de blocos tomam as decisões. Cada sistema tem uma base de dados e é importante protegê-la, porque quando o sistema está a trabalhar com organizações terceiras, existe o risco de pirataria da base de dados ou os dados podem ir parar às mãos erradas. O processo de segurança da base de dados pode demorar muito tempo e gastar muito dinheiro. A utilização da tecnologia da cadeia de blocos pode ser evitada, porque as transacções da cadeia de blocos têm a sua própria prova de validade e autorização para impor as restrições. Isto significa que as transacções podem ser verificadas e processadas de forma independente. Cada ação é registada na cadeia de blocos e os dados dos registos estão disponíveis para todos os participantes nesta cadeia de blocos e não podem ser alterados ou eliminados. Os resultados deste registo conferem à cadeia de blocos transparência, imutabilidade e confiança.

A confiança da cadeia de blocos baseia-se na crença de dois ou mais participantes, que não se conhecem. A ideia principal é que as transacções entre estas pessoas desconhecidas sejam reais e não inúteis. A confiança pode ser aumentada ainda mais, porque pode haver mais processos e registos partilhados. A imutabilidade é conseguida quando as transacções são acordadas e partilhadas através da cadeia de blocos. Quando a transação estiver ligada à cadeia de blocos, não será possível alterá-la ou apagá-la. Também depende do tipo de sistema - se o sistema for centralizado, pode ser alterado ou eliminado, porque a decisão é tomada por uma pessoa. Mas se o sistema for descentralizado, como é o caso da cadeia de blocos, cada transação, que se junta à cadeia de blocos, é copiada para cada computador nesta rede de cadeia de blocos. Esta vantagem torna a tecnologia da cadeia de blocos inalterável e indestrutível. Os utilizadores da cadeia de blocos têm o poder de controlar todas as transacções e informações. É possível alterar ou apagar a informação na cadeia de blocos quando um intruso tem o fantástico poder de computação para poder substituir ou apagar a informação em todos os computadores, o que inclui na cadeia de blocos antes do bloco seguinte aqui registado. Se a cadeia de blocos for constituída por um pequeno número de computadores, a tecnologia está mais exposta a ser atacada - se houver muitos computadores na cadeia de blocos, o sistema torna-se mais seguro e transparente.

A transparência da cadeia de blocos é conseguida através do processo de cópia das transacções. Como foi escrito acima, cada transação é copiada para qualquer computador na rede da cadeia de blocos. Cada participante pode ver todas as transacções, o que também significa que cada ação é mostrada aos participantes da cadeia de blocos. Ninguém pode fazer nada de forma insensível. A cadeia de blocos foi concebida de forma a poder detetar quaisquer problemas e corrigi-los, se necessário. Esta vantagem torna a tecnologia da cadeia de blocos rastreável. A elevada segurança da tecnologia da cadeia de blocos é conseguida através da entrada individual na rede. Com efeito, cada pessoa que entra na cadeia de blocos recebe uma identidade única que está ligada à sua conta. Outra razão para a segurança da cadeia de blocos é a cadeia fiável do hash criptográfico. Quando um novo bloco é criado, é necessário calcular o valor de hash para o novo bloco.

O novo hash inclui certamente o valor do hash anterior. Em geral, o hash é composto pelo tipo, o número de identificação do bloco, o valor do hash anterior, a hora em que o bloco foi criado, o número de identificação do utilizador, o nível do mineiro e a raiz do merle, onde é armazenada a informação sobre as transacções anteriores e os seus hashes. Este hash é gerado automaticamente pela chave do nó. Neste caso, é impossível alterar qualquer informação no hash. Os múltiplos registos causam confusão e complicações aos participantes no sistema. A tecnologia da cadeia de blocos simplifica o ecossistema, uma vez que todas as transacções são adicionadas a um único registo público. A última vantagem é o processamento mais rápido. Tradicionalmente, a transação demora muito tempo a ser processada e iniciada na organização bancária. A utilização da tecnologia de cadeia de blocos ajuda a reduzir o tempo de processamento e de iniciação muitas vezes -

de aproximadamente 3 dias para vários minutos ou mesmo segundos.[48]

Desafios da tecnologia da cadeia de blocos no sector da saúde

Existem vários desafios técnicos e organizacionais que limitam a utilização da tecnologia da cadeia de blocos no sector dos cuidados de saúde. Veja alguns desses obstáculos:

Incerteza: O conceito de cadeia de blocos ainda não está generalizado e, atualmente, existem apenas algumas iniciativas bem sucedidas baseadas nesta tecnologia moderna. Este é um grande obstáculo, porque não temos muitos modelos bem sucedidos de cadeias de blocos para seguir, o que cria uma situação de incerteza.

Capacidade de armazenamento: A cadeia de blocos no sector dos cuidados de saúde será composta por registos médicos, imagens, documentos e relatórios laboratoriais que exigem uma quantidade significativa de espaço de armazenamento. Conceptualmente, cada membro incluído na cadeia teria uma cópia completa do registo médico completo de cada indivíduo nos EUA e este volume poderia potencialmente exceder a capacidade de armazenamento da atual tecnologia de cadeia de blocos.

Propriedade dos dados: A quem pertencerão os dados relativos aos cuidados de saúde? Quem dará autorização para os partilhar? Esse tipo de departamento ou processo estruturado ainda não foi estabelecido.

Custo: O custo da criação e manutenção de uma cadeia de blocos de cuidados de saúde é ainda desconhecido e ninguém pode considerar seriamente esta tecnologia sem conhecer antecipadamente as suas despesas.

Regras e regulamentos: Não existem regras disponíveis para abordar a utilização da cadeia de blocos no sector dos cuidados de saúde. Também é incerto o modo como as novas políticas relativas à cadeia de blocos no sector dos cuidados de saúde estarão em conformidade com os regulamentos de privacidade actuais, como a lei HIPAA.[44]

Apesar das vantagens que a tecnologia da cadeia de blocos pode trazer para a manutenção de registos no sector dos cuidados de saúde, a ideia é controversa devido à linha ténue que separa o acesso adequado do acesso inadequado aos registos médicos. Nos Estados Unidos, as violações da privacidade nos cuidados de saúde estão a ocorrer a um ritmo assustador. Embora a tecnologia de cadeias de blocos devesse normalmente servir para reforçar a segurança dos dados, 40% das violações dos cuidados de saúde provêm aparentemente de actores internos. Isto significa que os níveis mais elevados de acessibilidade gerados pela tecnologia de cadeia de blocos podem incentivar taxas mais elevadas de violações de privacidade internas. Por outro lado, quando o conhecimento de um médico sobre a medicação de um doente pode ser, de facto, uma questão de vida ou de morte, seria de esperar que esse médico tivesse acesso fácil a uma versão completa do historial médico do doente.

A solução reside na extrema cautela e cuidado no desenvolvimento da tecnologia de cadeia de blocos a utilizar e na delegação de acesso a profissionais e doentes. A tecnologia da cadeia de blocos tem um futuro promissor no sector, mas não deve ser introduzida imediatamente e de forma generalizada em todas as organizações e prestadores. Deve ser introduzida gradualmente, com a consulta dos responsáveis pelos cuidados de saúde, dos prestadores, das ONG e com a promessa de uma regulamentação responsável.[47] As desvantagens da cadeia de blocos Se a cadeia de blocos tem vantagens, esta tecnologia tem desvantagens ou desafios. A principal desvantagem da cadeia de blocos é o elevado consumo de energia. O consumo de energia é necessário para manter um registo em tempo real. Sempre que é criado um novo nó, este comunica com cada um dos outros nós. Desta forma, cria-se transparência. Os mineiros da rede estão a tentar resolver um grande número de soluções por segundo em esforços de transacções de tailgate. Estão a utilizar quantidades substanciais de energia informática. Cada nó oferece níveis extremos de tolerância a falhas, garante um tempo de inatividade zero e faz com que os dados armazenados na cadeia de blocos sejam imutáveis e resistentes à censura.[44]

Mas estas acções gastam eletricidade e tempo - é um desperdício, quando cada nó repete a obtenção do consenso. A verificação da assinatura é o desafio da cadeia de blocos, porque cada transação deve ser assinada com um esquema criptográfico, sendo necessário um grande poder de computação para o processo de cálculo da assinatura. Esta é uma das razões para o elevado consumo de energia. O problema seguinte da cadeia de blocos é a possibilidade de dividir a cadeia. Os nós, que funcionam com o software antigo, não aceitam as transacções na nova cadeia. Esta cadeia está a ser criada com a mesma história que a cadeia baseada no software antigo. Chama-se fork. Existem dois tipos de fork - o soft fork e o hard fork. O soft fork estabelece as novas regras para os blocos do protocolo.

Os nós são actualizados para aplicar as regras do soft fork. Se o bloco, que era considerado válido antes, violar as novas regras do soft fork, o bloco não será considerado após a ativação do soft fork. Por exemplo, o soft fork está a restringir o tamanho do bloco até 500 kobo, mas antes era de 1 MB. Isso significa que os blocos, que são maiores que 500 kB, não serão válidos na nova cadeia após atualizaçõesO hard fork está solto a regra definida para os blocos no protocolo. Este processo é o mesmo que o processo de soft fork, mas o valor e o resultado é o oposto. Por exemplo, o hard fork está a aumentar o tamanho do bloco de 1 MB para 2 MB. Se o bloco passar por todas as regras do hard fork, o bloco será aceite, mesmo que o bloco não estivesse na cadeia antes. Outro problema da cadeia de blocos é o equilíbrio entre a quantidade de nós e os custos favoráveis para os utilizadores. Agora faltam os nós para que a cadeia de blocos funcione corretamente e de forma poderosa. Neste caso, os custos são mais elevados, porque os nós recebem recompensas mais elevadas; mas as transacções são concluídas mais lentamente, porque os nós não trabalham intensamente.

Nem todos os nós podem fornecer a capacidade necessária. Há dois problemas: o primeiro é o livro-razão mais pequeno, porque os nós não podem transportar a cópia completa da cadeia de blocos e isso quebra a imutabilidade e a transparência da cadeia de blocos; o segundo é que a cadeia de blocos se torna um sistema mais centralizado Os custos elevados são uma grande desvantagem da cadeia de blocos. O custo médio de uma transação situa-se entre 75 e 160 dólares e a maior parte é coberta pelo consumo de energia. Uma das razões para esta situação já foi descrita acima. A segunda razão é o elevado custo de capital inicial da cadeia de blocos. [49]

TECNOLOGIA DE CADEIA DE BLOCOS; CENÁRIO INDIANO COMPREENDER OS DESAFIOS E AS OPORTUNIDADES ENFRENTADOS PELA TECNOLOGIA DE CADEIA DE BLOCOS NA ÍNDIA

Em 2019, o entusiasmo e a excitação em torno da cadeia de blocos e da moeda criptográfica pareciam ter diminuído um pouco. Embora a sensibilização para esta tecnologia tenha começado, ainda está longe de ser aceite nas empresas tradicionais. Foi necessário um tempo considerável para que a cadeia de blocos se libertasse do mito de ser apenas uma tecnologia de criptomoeda, adequada apenas para transacções criptográficas. No entanto, ainda não perdeu completamente essa sombra. Por outro lado, a promessa e a possibilidade que a cadeia de blocos apresenta levaram muitas economias globais a adoptá-la e implementá-la. A Índia é uma economia emergente global que foi deixada para trás na corrida da cadeia de blocos. Uma tecnologia que permite a descentralização das transacções de valor, tornando-as acessíveis mas seguras, transparentes mas invioláveis e rastreáveis, faz dela uma solução utópica para muitos sectores de atividade. Os benefícios convincentes da cadeia de blocos têm sido um fator impulsionador da sua adoção na banca, na indústria dos cuidados de saúde, na farmácia, na gestão da cadeia de abastecimento, na educação, na identidade digital, na logística, etc. Mas o capítulo indiano da cadeia de blocos é mais do que aparenta. A adoção incessante da cadeia de blocos necessita de capital humano - qualificado, competente e entusiasmado por fazer parte de um novo paradigma. Há uma infinidade de oportunidades para a adoção da cadeia de blocos na Índia, bem como de desafios. Ultrapassar estes desafios através da sensibilização será o fator decisivo para a implementação da cadeia de blocos.[19]

Desafios técnicos, éticos e políticos

A descentralização técnica e organizacional aumenta frequentemente a complexidade e, nalguns casos, as cadeias de blocos criam ineficiências. Em vez de um único interveniente verificar os registos, as cadeias de blocos exigem que vários intervenientes executem esta função utilizando um protocolo de consenso, o que requer tempo e recursos computacionais. O protocolo de consenso mais popular atualmente é a prova de trabalho, que é muito dispendiosa e consome muita energia, o que suscita preocupações quanto ao aumento do consumo de energia e das emissões de carbono. Do mesmo modo, a passagem de silos de dados para redes distribuídas exige frequentemente a adição de camadas de encriptação, o que pode ser mais dispendioso do ponto de vista computacional. Podem ser necessárias soluções adicionais fora da cadeia devido ao custo do armazenamento permanente de dados numa cadeia de blocos em constante crescimento e à necessidade de gerir o acesso aos dados da cadeia de blocos. As cadeias de blocos populares têm enfrentado problemas de escalabilidade devido ao rápido aumento das taxas de transação à medida que mais pessoas utilizam a rede. Combinadas com a elevada volatilidade dos preços (devido à especulação e à possível manipulação do mercado) e com as violações de segurança (hacks nas bolsas), as soluções de cadeias de blocos continuam a ser consideradas arriscadas. Existem também sérias preocupações quanto ao tratamento de dados erróneos, fraudulentos ou indesejados em bases de dados supostamente invioláveis. Isto também levou ao surgimento do axioma popular "lixo dentro, lixo fora" relativamente a qualquer forma de manutenção de registos digitais. O nosso envolvimento com grandes ONG indica também desafios organizacionais. Tem havido uma luta para encorajar as pessoas com funções de liderança e gestão a envolverem-se com a tecnologia e a explorarem totalmente as suas implicações (tanto para a própria organização como para o contexto mais alargado em que opera). Isto pode dever-se a uma aversão ao risco (em particular, dado que a cadeia de blocos continua a ser confundida com moedas criptográficas) e também devido a exigências operacionais actuais e prementes. Assistimos também a uma atitude desigual em relação ao risco, com a estratégia organizacional em matéria de cadeias de blocos a depender do interesse ad hoc de figuras de topo. Como resultado destes desafios técnicos e organizacionais, algumas ONG parecem estar à espera que o sector comercial "decifre" a cadeia de blocos. Para essas organizações, esperar pode ter vantagens na redução do risco, mas pode ter o custo de um menor contributo para a criação de novos sistemas de governação e, possivelmente, acabar por ficar dependente de novos monopólios externos.

Éticas e legais

A cadeia de blocos foi concebida para ser "imutável", o que significa que é muito difícil alterar a informação depois de esta ter sido registada no livro-razão. Como tal, quando se introduzem informações na cadeia de blocos, é preciso ter a certeza de que estas nunca poderão ser apagadas. Do ponto de vista jurídico, isto pode violar o "Direito a ser esquecido" do Regulamento Geral sobre a Proteção de Dados (RGPD), que permite às pessoas solicitar às organizações que apaguem as suas informações se estas contiverem dados de identificação pessoal. Existem outras questões legais e éticas quanto ao facto de o consentimento para o armazenamento de dados pessoais ser dado livremente em circunstâncias em que a receção de ajuda ou assistência depende do consentimento para a utilização da cadeia de blocos. As cadeias de blocos públicas são concebidas para permitir que o público veja as transacções e os registos. Embora estas transacções possam ser encriptadas e as identidades dos utilizadores pseudonimizadas, nenhuma delas é infalível, o que significa que podem eventualmente ser localizadas e identificadas. Os direitos digitais e o RGPD são conceitos e leis relativamente novos. Como a cadeia de blocos é uma tecnologia nova, não há muita legislação ou jurisprudência sobre as aplicações da cadeia de blocos e os limites não são muito claros. Como tal, é atualmente

não é aconselhável armazenar informações de identificação pessoal numa cadeia de blocos, e é preciso ter especial cuidado ao pilotar projectos de cadeias de blocos que envolvam pessoas vulneráveis, como os refugiados. Há também questões éticas relativas à forma como as plataformas e empresas de cadeias de blocos se relacionam com os países e comunidades em desenvolvimento. A investigação sobre tecnologia e as intervenções subsequentes têm frequentemente silenciado as perspectivas do Sul Global. Isto acontece através da exclusão estrutural, por exemplo, tornando a literatura académica e os recursos técnicos tão dispendiosos que só os académicos filiados em instituições ricas podem acompanhar, e através de investigadores predominantemente do Norte que dominam a investigação. É também devido ao facto de os investigadores utilizarem um modelo de extração baseado em interações superficiais que vê as comunidades dos países em desenvolvimento como "laboratórios vivos" e casos de teste para os esquemas que propõem. O desafio para os investigadores de cadeias de blocos é garantir que conduzem a investigação de forma ética e participativa, especialmente se o objetivo for prestar ajuda humanitária através de cadeias de blocos.[46]

Política

Um dos maiores obstáculos às aplicações de cadeias de blocos é a incerteza regulamentar. A introdução de novas moedas pode pôr em causa a soberania nacional. As criptomoedas não respeitam as fronteiras internacionais e podem ser trocadas de forma pseudónima, o que significa que estão fora do alcance do governo, dos impostos e dos bancos. Qualquer

ONG que esteja a considerar utilizar criptomoedas deve, portanto, estar ciente de que os governos nacionais podem considerá-las uma invasão da sua soberania e, em alguns países, ilegais. O processo de descentralização também pode ser inerentemente político. Muitos dos cripto-evangelistas partilham a ideologia libertária, que procura um governo pequeno, o comércio livre e a desregulamentação. Muitos destes ideais estão consagrados no código e nas estruturas de governação das cadeias de blocos. Longe de substituir a necessidade de confiança, em certa medida, as cadeias de blocos actuam no sentido de deslocar a confiança das instituições tradicionais para aqueles que escrevem o código. Esta "perturbação" pode vir a assemelhar-se à tecnocracia e pode estar associada a uma redução das liberdades democráticas se não for cuidadosamente concebida. Este pode ser particularmente o caso se o acesso a esta tecnologia e/ou a sua compreensão forem limitados. Estas implicações políticas alterarão o ambiente em que as ONG operam. Isto inclui a possibilidade de examinar a sua própria posição como intermediário centralizado e perito em desenvolvimento. As ONG podem também querer considerar a forma como ajudam os seus parceiros a responder e a moldar mudanças sociais mais amplas. Isto implica um envolvimento precoce com o que é

atualmente uma tecnologia de risco, apesar de alguns indícios de que as ONG podem querer afastar-se nestas fases iniciais e deixar o sector privado assumir o risco

Oportunidades para a cadeia de blocos na Índia

1. Após a desmonetização, a Índia desenvolveu uma perspetiva progressiva em relação à digitalização e está ciente dos benefícios que a cadeia de blocos oferece, bem como do seu potencial em termos de boa governação.

2. As iniciativas do governo indiano em matéria de cadeias de blocos são claramente visíveis através da apresentação de muitas provas de conceito (PoC) demonstradas nos domínios da banca, do registo predial e dos seguros.

3. O Instituto de Desenvolvimento e Investigação em Tecnologia Bancária (IDRBT), o braço tecnológico do Banco de Reserva da Índia (RBI), liderou dois PoC - carta de crédito para financiamento do comércio interno e informação melhorada para pagamentos - envolvendo bancos e empresas de tecnologia como a Infosys e a IBM.

4. Andhra Pradesh é o primeiro Estado do país a introduzir a cadeia de blocos nos

registos prediais e está também a criar um Centro de Excelência da cadeia de blocos para criar o primeiro Estado da cadeia de blocos da Índia. Outros estados como Maharashtra, Karnataka, Kerala e Rajasthan estão a seguir o exemplo. Muitas outras empresas indianas também se tornaram pioneiras e testaram conceitos nos sectores do financiamento do comércio, dos pagamentos transfronteiriços, da gestão da cadeia de abastecimento, da identidade digital e dos programas de fidelização. Antes de chegarem à fase de teste de utilização do PoC, enfrentaram uma boa dose de desafios.[50]

Desafios para a adoção da cadeia de blocos na Índia

Embora a adoção e as iniciativas de cadeias de blocos se concentrem apenas em certos círculos tecnológicos, os maiores desafios que se colocam a uma adoção e implementação generalizadas incluem:

1. A sensibilização para a cadeia de blocos é muito limitada e está envolta no descrédito do mercado não regulamentado das criptomoedas. As empresas interessadas na cadeia de blocos poderiam provavelmente reservar uma equipa interna para compreender a tecnologia, o seu impacto e as áreas de utilização.

2. A cadeia de blocos é considerada como uma tecnologia completa que irá substituir as tecnologias existentes. Este mal-entendido também tem sido um obstáculo à sua adoção.

   As pessoas têm de compreender que a cadeia de blocos é uma componente tecnológica que será integrada no sistema atual para permitir aplicações comerciais e novas abordagens. Uma empresa de serviços profissionais estreou um modelo em miniatura de uma estrutura de cadeia de blocos para demonstrar a cadeia de blocos de uma forma prática e tangível.

3. Os serviços financeiros baseados em cadeias de blocos estão a ser trabalhados. Muitos bancos indianos começaram a implementar o ecossistema da cadeia de blocos no seu sistema bancário. Mas a falta de regulamentação e de um organismo regulador específico para introduzir a normalização e a aprovação da implementação geral é outra complicação.

4. Outra complexidade reside na integração da tecnologia atual com a cadeia de blocos e a segurança dos dados durante a fase inicial de desenvolvimento.

[5.] A acrescentar a tudo isto está a proibição da moeda criptográfica na Índia. As startups indianas de cadeias de blocos angariam os seus fundos através da ICO (oferta inicial de moedas) em vez de o fazerem através do processo de financiamento tradicional. A proibição das criptomoedas afectou-as negativamente e agora as empresas em fase de arranque estão a deslocar-se para fora da Índia para angariar fundos.[50]

TECNOLOGIA DE CADEIA DE BLOCOS; CENÁRIO MUNDIAL CADEIA DE BLOCOS PARA OS OBJECTIVOS GLOBAIS

Atualmente, existem várias empresas em fase de arranque que lançaram plataformas que utilizam cadeias de blocos e outras tecnologias digitais para ajudar a cumprir os Objectivos Globais de Desenvolvimento Sustentável. Há também uma série de organizações não governamentais de maior dimensão, como a União Internacional para a Conservação da Natureza (UICN), o Programa Alimentar Mundial (PAM) e ONG de desenvolvimento, incluindo a Oxfam, que estão a utilizar ou a explorar as implicações das cadeias de blocos para o seu trabalho.

Application	Description	Example Goals
Money and Aid		
Banking and Payments	Cryptocurrencies can bring financial services to the unbanked and may reduce transaction fees for international payments. Other possibilities include micro-finance, welfare payments and inter-organisational transfers.	1, 2, 8, 10
Philanthropy	Peer-to-peer donations are enabled, and increased transparency may increase engagement and/or trust. Payments can be made conditional or performance based.	
Development Aid	Increased transparency might reduce corruption, payments can be automatically disbursed (e.g., to disaster zones or verified individuals)	
Tokens and exchange		
Utility markets	Tokenization can create peer-to-peer trading and distribution networks, such as for local or green energy, and water.	6, 13, 14, 15
Conservation incentives	Natural assets, and/or conservation actions could be tokenized and sold in digital marketplaces. Payments could also be automated if certain conditions achieved (e.g., forest growth).	
Digital records		
Identity	Provision of digital identities, for identity-less and vulnerable individuals, including refugees.	1, 3, 10, 16
Health	Health data could possibly be digitised and stored safely for individuals.	
Legal	Possibility of recording property rights, other assets, voting and making other forms of governmental information more transparent.	
Supply chains		
Wildlife products	Registering products, and production conditions to a blockchain at the point of source, enables their movements to be tracked down a supply chain.	5, 12, 14, 15
Emissions		
Human rights	Fairer systems of exchange between producers and consumers may also be created through enhanced transparency and the use of smart contracts.	
Radical governance		
Decentralised Autonomous Organisations	Smart contracts automate digital processes and transactions, leading to the creation of decentralised organisations that carry out functions to maintain themselves.	8, 9, 11, 17
Digital commons	New forms of exchange may enable re-commoning and digital/economic organisation between people and digitally connect 'things'.	

No resumo aqui ilustrado (que é semelhante ao projeto da Lista Verde da UICN), uma ONG de conservação poderia utilizar tecnologias de cadeia de blocos para criar contas para proprietários de terras (no caso da conservação baseada na comunidade, poderia ser uma comunidade local). Esta cadeia de blocos poderia armazenar informações sobre a posse da terra e as identidades dos beneficiários para garantir a transparência, e também conteria acordos (utilizando contratos inteligentes) que recompensariam automaticamente as comunidades por resultados positivos de conservação, como o aumento da cobertura florestal ou o crescimento da presença de uma espécie. A utilização de cadeias de blocos poderia assim garantir direitos às comunidades e incentivar comportamentos positivos, conduzindo talvez a uma maior democracia e responsabilidade na conservação. Um próximo passo é incluir a deteção automática e remota através da Internet das Coisas. Os resultados da conservação poderiam ser verificados remotamente através de sensores que detectam alterações como o aumento do coberto florestal, reduzindo os encargos administrativos e de gestão para o desembolso de fundos de conservação. No entanto, existem muitos problemas e obstáculos a estas utilizações.

A utilização de cadeias de blocos para registar os direitos fundiários e efetuar pagamentos pela gestão sustentável dos recursos só é eficaz se os intervenientes chegarem a acordo sobre a posse da terra. Os direitos fundiários continuam a ser uma área contestada no Sul Global, e a introdução de cadeias de blocos para criar contas de conservação para os proprietários de terras poderia exacerbar, em vez de resolver, as disputas fundiárias. Além disso, os ecossistemas são altamente complexos e a possibilidade de os gerir através da deteção remota e de algoritmos não está provada. De um modo geral, embora estas novas estruturas possíveis de incentivo e governação para a conservação possam aumentar a responsabilização e o montante dos fundos destinados à conservação, ainda estão por testar.[50]

DISCUSSÃO

O que é a tecnologia de cadeia de blocos:-

- A cadeia de blocos é constituída por transacções (blocos) ligadas como uma cadeia. Cada transação tem um carimbo de data e hora e a transação seguinte está ligada a ela, pelo que podemos saber facilmente de onde veio e para onde foi o dinheiro. A cadeia de blocos é um livro de registo digital que está disponível para todos.

- Estas transacções serão verificadas pelos mineiros. Todas as transacções serão guardadas nos computadores de todos os mineiros. Qualquer pessoa pode tornar-se um mineiro.

- Satoshi Nakamoto' (ninguém sabe quem é esta pessoa/grupo) inventou a tecnologia de cadeia de blocos. Ele/ela/o grupo utilizou esta tecnologia na primeira moeda criptográfica, Bit coin.

Prós da tecnologia de cadeia de blocos:-

- A tecnologia de cadeia de blocos, se utilizada nos serviços de transação de dinheiro, permite transacções entre pares diretamente sem a intervenção dos bancos e do governo. Por exemplo, se eu quiser enviar dinheiro para alguém no Reino Unido, o meu banco deve aprovar a transação e, em seguida, o banco do destinatário também deve aprová-la. Com a tecnologia de cadeia de blocos, isto pode ser eliminado.

- Deste modo, não é necessário pagar encargos adicionais aos bancos.

- O processamento da transação será mais rápido, uma vez que não há intervenção de terceiros.

- Haverá menos fraudes e incidentes de branqueamento de capitais, porque haverá um livro de registo das transacções disponível para todos. Isto cria transparência.

- Se os dados tiverem de ser modificados, um certo número de mineiros deve aceitá-lo. Assim, as hipóteses de manipulação dos dados são muito reduzidas, o que resulta numa segurança elevada.

- Os serviços que utilizam a tecnologia de cadeia de blocos serão demasiado difíceis de serem pirateados.

- A tecnologia da cadeia de blocos não se limita apenas ao sector financeiro. Pode ser utilizada em muitos sectores, como os seguros, a saúde, etc.

- Por exemplo, no sector da saúde, o historial de saúde das pessoas, os medicamentos que tomam, os tratamentos a que se submeteram podem ser armazenados utilizando a tecnologia da cadeia de blocos numa ordem cronológica e podem ser partilhados com o médico para prestar melhores serviços de saúde aos pacientes.

- Como os dados são armazenados em muitos computadores, a perda de dados é quase impossível.

- Os registos prediais podem ser armazenados utilizando a tecnologia de cadeia de blocos para eliminar a manipulação de dados e outras fraudes.

Contras da tecnologia de cadeia de blocos

- Ainda não conhecemos as vulnerabilidades de segurança da tecnologia da cadeia de blocos. Não podemos dizer que é à prova de pirataria informática.

- Como a tecnologia da cadeia de blocos descentraliza todas as transacções, não haverá um regulador como o banco central. Por vezes, é muito importante ter um regulador.

- A tecnologia da cadeia de blocos é muito dispendiosa. A verificação das transacções (mineração) envolve encriptação e desencriptação, o que requer enormes quantidades de eletricidade.

- Embora menos, a utilização de serviços financeiros que funcionam com tecnologia de cadeia de blocos continua a ser cobrada. Por exemplo, as transacções de bitcoins também cobram um determinado montante.

- No conceito de bitcoin, os mineiros recebem bitcoins para verificar as transacções. Mas quando utilizamos a tecnologia da cadeia de blocos noutros sectores, porque é que o público vai minerá-la sem qualquer lucro?

RESUMO

Uma cadeia de blocos é um livro-razão distribuído e público, que regista transacções e rastreia activos, e cuja imutabilidade é garantida por uma rede de computadores peer-to-peer, e não por qualquer autoridade centralizada. Os activos podem ser tangíveis, como casas ou dinheiro, ou podem ser intangíveis, como patentes ou direitos de autor. Uma cadeia de blocos consiste em registos ordenados dispostos numa estrutura de blocos. Cada bloco de dados contém um hash (impressão digital ou identificador único), lotes de transacções recentes com carimbo de data/hora e um hash do bloco anterior. Com esta conceção, cada bloco está ligado por ordem cronológica e os blocos ligados são designados por cadeia de blocos. É praticamente impossível modificar um dos blocos no meio da cadeia porque todos os blocos após o bloco modificado devem ser modificados ao mesmo tempo. Com este mecanismo, os dados na rede da cadeia de blocos são imutáveis.

Um contrato inteligente é um protocolo informático que é executado automaticamente quando os pré-requisitos são cumpridos, e é uma entidade separada da tecnologia original da cadeia de blocos. O contrato inteligente foi adotado como uma função-chave da cadeia de blocos 2.0, expandindo a aplicação da tecnologia da cadeia de blocos para além da moeda criptográfica, como a Bit Coin da cadeia de blocos 1.0. O termo cadeia de blocos 3.0 surgiu recentemente, mas o conceito ainda não parece estar claramente definido. Há quem diga que a cadeia de blocos 3.0 irá revolucionar o rendimento da tecnologia da cadeia de blocos, que é atualmente um dos desafios mais importantes da tecnologia da cadeia de blocos.

Muitos aspectos da tecnologia da cadeia de blocos, como a imutabilidade dos dados armazenados numa cadeia de blocos, estão a atrair a atenção do sector dos cuidados de saúde, e estão a ser discutidas perspectivas animadoras para muitos casos disponíveis. Espera-se que a tecnologia da cadeia de blocos melhore a gestão dos registos médicos e o processo de pedidos de seguro, acelere a investigação clínica e biomédica e faça avançar o registo de dados biomédicos e de cuidados de saúde. Estas expectativas baseiam-se nos aspectos fundamentais da tecnologia da cadeia de blocos, como a gestão descentralizada, a pista de auditoria imutável, a proveniência dos dados, a robustez e a melhoria da segurança e da privacidade. Embora tenham sido debatidas várias possibilidades, a inovação mais notável que pode ser alcançada com a tecnologia de cadeia de blocos é a recuperação dos direitos dos titulares dos dados.

Os dados médicos devem ser possuídos, operados e autorizados a ser utilizados por outras pessoas que não os hospitais. Este é um conceito fundamental da interoperabilidade centrada no doente, que difere da interoperabilidade convencional orientada para as instituições. A interoperabilidade centrada no doente coloca muitos desafios, como as normas de dados, a segurança e a privacidade, para além de questões relacionadas com a tecnologia, como a escalabilidade e a rapidez, os incentivos e a governação.

A tecnologia da cadeia de blocos pode facilitar a transição da interoperabilidade centrada nas instituições para a interoperabilidade centrada nos doentes. A tecnologia da cadeia de blocos permite que os doentes atribuam regras de acesso aos seus dados médicos, por exemplo, permitindo que investigadores específicos acedam a partes dos seus dados durante um determinado período de tempo. Com a tecnologia da cadeia de blocos, os doentes podem ligar-se a outros hospitais e recolher automaticamente os seus dados médicos.

Além disso, estas funções, que podem ser implementadas com a tecnologia de cadeia de blocos, podem ser úteis para garantir os direitos dos titulares dos dados, tal como definido pelo Regulamento Geral de Proteção de Dados da UE. Devido à dimensão e sensibilidade típicas dos dados médicos, acredita-se geralmente que as informações de etiqueta dos dados médicos, e não os próprios dados médicos, serão armazenadas em blocos de dados. No entanto, algumas informações importantes, como informações sobre alergias a medicamentos, podem ser publicadas numa cadeia de blocos pública.

A tecnologia das cadeias de blocos está em constante aperfeiçoamento, em vez de estar concluída, e tem vários desafios potenciais que têm de ser resolvidos para que possa ser adoptada em aplicações biomédicas e de cuidados de saúde. O primeiro desafio diz respeito à transparência e à confidencialidade. Toda a gente pode ver tudo numa rede de cadeia de blocos. Muitos acreditam que os próprios dados médicos são armazenados fora da cadeia e que apenas o hash da informação da etiqueta é armazenado numa cadeia de blocos. O segundo desafio envolve velocidade e escalabilidade. Num estudo de prova de conceito, prevê-se que a velocidade de processamento das transacções seja apenas alguns centésimos da forma convencional, como o cartão de crédito. Considerando que o número de transacções no sector dos cuidados de saúde é enorme, é necessária uma revolução na tecnologia da cadeia de blocos. O último desafio é a ameaça de um ataque de 51%. Trata-se de um risco teórico, mas possível, para o qual deve ser sugerida uma solução clara.

CONCLUSÃO

A aplicação da tecnologia da cadeia de blocos aos cuidados de saúde está a dar os primeiros passos e há desafios importantes a enfrentar e grandes decisões a tomar no futuro. O nosso conceito social de privacidade evoluiu face aos desafios da última década e a tecnologia de cadeias de blocos pode continuar a ultrapassar esses limites, mas também promete proporcionar grandes recompensas se for adoptada. Se as pessoas tiverem a possibilidade de escolher por si próprias a adoção de soluções baseadas em cadeias de blocos, muitas poderão considerar que os riscos de perda de informação são mínimos em comparação com a promessa de um ganho global em termos de privacidade e controlo dos seus dados (partindo do princípio de que não haverá grandes violações de dados). Poderão estar dispostos a arriscar ainda mais pela promessa de vidas mais longas e saudáveis, libertando os seus próprios dados para novas colecções maciças de dados de saúde da população anónimos, que poderão depois ser processados por inteligência artificial para desenvolver estratégias de cuidados de saúde personalizados. A promessa da tecnologia da cadeia de blocos é permitir a partilha eficiente de informações com as partes interessadas, garantindo simultaneamente a integridade dos dados e protegendo a privacidade dos doentes. Os proponentes esperam que esta tecnologia traga poder às pessoas e lhes permita tomar decisões positivas que melhorem a sua saúde e a de outras pessoas em todo o mundo. Prevêem um mundo onde os dados são mais seguros do que nunca. Os cépticos estão preocupados com as complicações que vão para além da publicidade; o que se prevê é uma perturbação maciça do sector da saúde, e há muitas partes instaladas e investidas que agirão contra essa mudança, para não falar dos pormenores éticos, regulamentares e técnicos que ainda estão por resolver.

Se os desafios da interoperabilidade continuarem a ser ultrapassados, se for estabelecida uma privacidade fiável, se forem desenvolvidos bons protocolos de anonimização e se se chegar a um consenso sobre os tipos de contratos necessários para controlar a informação, então poderá estar ao virar da esquina uma nova era dos cuidados de saúde. Estes desafios são significativos, mas, tal como descrito acima, as empresas já fizeram progressos significativos para os enfrentar, mesmo nesta fase inicial. Os gigantes da tecnologia deste século já nos mostraram que são bons a utilizar a inteligência artificial para aprender com os dados; o mesmo tipo de tecnologia está preparado para produzir novos conhecimentos perturbadores com o tipo de dados que estão agora a ser produzidos em matéria de saúde, sendo a privacidade e o controlo dos doentes um princípio central importante. Alguns consideram que este é um passo importante para a "singularidade da saúde": um acontecimento transformador em que os cuidados de saúde individualizados são prestados com base num conhecimento profundo da biologia pessoal de cada indivíduo.

O potencial da tecnologia da cadeia de blocos está atualmente a ser explorado em muitas implementações no sector da saúde. Uma observação atenta das empresas mencionadas nesta análise, muitas das quais esperam fazer anúncios importantes nos próximos meses, seria um bom primeiro passo para acompanhar o ritmo dos desenvolvimentos. A tecnologia (e o seu marketing) está em franca expansão, pelo que se deve ter o cuidado de olhar para além dos "livros brancos" e dos anúncios na imprensa. A literatura académica parece estar atrasada, o que deixa fontes como a imprensa e as discussões críticas em fóruns em linha, como o Reedit, como opções principais para procurar uma segunda reflexão sóbria. É uma altura empolgante, com muitas aplicações e implementações novas a serem descobertas e desenvolvidas, e cheia de promessas.

REFERÊNCIAS

[1] www.medtronic.com/blockchain. Última avaliação em julho de 2020.

[2] Engelhardt M. Hitching Healthcare to the Chain: An Introduction to Block chain Technology in the Healthcare Setor (Introdução à tecnologia da cadeia de blocos no sector dos cuidados de saúde). Technol. Innu. Manage. Rev. 2017, 7, 22-34

[3] Aitken R, IBM Forges Block chain Collaboration with Nestlé & Wal-Mart in Global Food Safety. Forbes, 1 de outubro de 2017.

[4] Arsenijevic J, Pavlova M., Rechel B, Groot, W. Catastrophic Health Care Expenditure among Older People with Chronic Diseases in 15 European Countries (Despesas de Cuidados de Saúde Catastróficos entre Idosos com Doenças Crónicas em 15 Países Europeus). *PLoS ONE.2016;* 11(7).

[5] Avendano M., Kawachi I. Porque é que os americanos têm uma esperança de vida mais curta e pior saúde do que as pessoas noutros países com rendimentos elevados? Revisão Anual de Saúde Pública.2014; 35(1): 307-225.

[6] Bernstein D, Heninger N, Lou P, Valenta, L. Post Quantum RSA. Workshop Internacional sobre Criptografia Pós-Quantum.2017: 311-329.

[7] Byers J. IBM Watson. FDA Aim to Tackle, Tame Block chain for Data Exchange, Healthcare Dive, 11 de janeiro de 2017. Acedido em 1 de outubro de 2017.

[8] Joda T, Bornstein M, Jung RE, Ferrari M, Waltimo T, Zitzmann NU.Recent Trends and Future Diretion of Dental Research in the Digital Era. Int. J Environ Res Public Health, março de 2020

[9] Tim j, Tuomas W. Dados de saúde em odontologia: Uma tentativa de vencer o desafio digital, Public Health Genomics, 2019; 22:1-7.

[10] Spink J, Moyer D. Addressing the Risk of Product Fraud: A Case Study of the Nigerian Combating Counterfeiting and Sub-Standard Medicines Initiatives (Um estudo de caso das iniciativas nigerianas de combate à contrafação e aos medicamentos de baixa qualidade). Journal of Forensic Science & Criminology.2016; 4(2): 1-13.

[11] Seyednima K, Abdulsalam Y, Rachid B. Tecnologia Blockchain nos cuidados de saúde: Uma revisão abrangente e direções para pesquisas futuras. , Appl. Sci. 2019, 9.

[12] Kurt Y, Michael M, Jonathan R, Anthony C. Soluções tecnológicas emergentes de cadeias de blocos para infra-estruturas modernas de cuidados de saúde. Jornal de inovação científica em medicina.2019; 2(1):1-2.

[13] Hylock H, Zeng X .A Block chain Framework for Patient-Centered Health Records and Exchange (Health Chain): Avaliação e Estudo de Prova de Conceito JMIR.

2019; 21(8).

[14] Jindal A, Aujla, Kumar N, Survivor: Uma estrutura de borda como serviço baseada em cadeia de blocos para comércio seguro de energia em ambiente de veículo para rede habilitado para sdn. Redes de Computadores.2019; 153, 36-48.

[15] Siyal A, JunejoA, Zawish M., Ahmed, K., Khalil, A. e Soursou.G. Applications of Block chain Technology in Medicine and Healthcare: Desafios e perspectivas futuras. Criptografia 2019,.

[16] Thomas M, Kim-K, Raymond Choo, Charles Zhechao Liu, DebiaoHe, Cadeia de blocos em aplicações de saúde: desafios e oportunidades de investigação. Jornal de aplicações de rede e computador, 135, 1 de junho de 2019, 62-75.

[17] Conti M., Kumar E.S., Lal, C. Ruj, S. A survey on security and privacy issues of bit coin. IEEE Commun. Surv. Tutor. 2018, 3416-3452

[18] Holbl, M.; Kompara, M.; Kamisalkc, A.; Nemec Zlatolas, L. Uma revisão sistemática da utilização da cadeia de blocos nos cuidados de saúde. Symmetry 2018, 470.

[19] Radanovi I, Liki R. Opportunities for Use of Block chain Technology in Medicine (Oportunidades de utilização da tecnologia de cadeia de blocos na medicina). Aplic. Saúde Econ. Política de Saúde 2018, 583-590

[20] Fernández C, Fraga L. Uma revisão sobre o uso da cadeia de blocos para a Internet das Coisas. IEEE Access 2018, 32979-33001.

[21] Zhang P, Schmidt C, White J, Lenz G. Casos de uso de tecnologia de cadeia de blocos na área da saúde. Em Avanços em Computadores; 2018; 111, 1-41.

[22] Jagadeesh K, Wu D, Birgmeier, Boneh D, Bejerano G. Derivar diagnósticos genómicos sem revelar os genomas dos doentes. Science.2017; 357(6352): 692-695.

[23] Khan N, Khar K. Current Scenario of Spurious and Substandard Medicines in India (Cenário atual dos medicamentos espúrios e de qualidade inferior na Índia): A Systematic Review. Indian Journal of Pharmaceutical Sciences.2015; 77(1): 2-7.

[24] Mold F, Ellis B, Lusignan D, Sheikh A, Wyatt J, The Provision and Impact of Online Patient Access to their Electronic Health Records (EHR) and Transactional Services on the Quality and Safety of Health Care: Systematic Review Protocol. Informática nos Cuidados de Saúde Primários. 2012; 20(4): 271-82.

[25] Collins S. Exceptional Opportunities in Medical Science: A View from the National Institutes of Health: journal of medical American Association.2014; 313(2):131-132

[26] McDonald D, & Carlson E. Estimating the Prevalence of opiod Diversion by "Doctor Shoppers" in the United States" PLOS ONE.2013; 8(7).

[27] Chan A, Hrobjartsson A, Haahr M, Gotzsche P, Altman D. Evidência empírica para a comunicação selectiva de resultados em ensaios aleatórios, 2004; 291(20): 2457-2465.

[28] Das R. As 5 principais razões pelas quais todas as empresas de cuidados de saúde devem investir na cadeia de blocos. Forbes. Acedido em 1 de outubro de 2017.

[29] Lusignan D, Mold F, Sheikh A, Majeed A, Wyatt J. Patients' Online Access to Their Electronic Health Records and Linked Online Services: Uma revisão sistemática interpretativa.2014; 4(9)

[30] Dwan K, Gamble C, Williamson R, Kirkham J. Revisão sistemática da evidência empírica do viés de publicação do estudo e do viés de relatório de resultados - uma revisão actualizada. PLoS ONE.2013; 8(7).

[31] Hankewitz S. Estonia to Protect Patient Records with Block chain Technology. Estonian World, Acedido em 1 de outubro de 2017.

[32] Kelsey T, Cavendish W. Personalised Health and Care 2020: Utilizar os dados e a tecnologia para transformar os resultados para os doentes e os cidadãos: A Framework for Action. Londres: National Information Board, Department of Health, HM Government. 2014.

[33] Kitson A, Marshall A, Bassett K, Zeitz K. What Are the Core Elements of Patient-Centred Care? A Narrative Review and Synthesis of the Literature from Health Policy, Medicine and Nursing (Uma Revisão Narrativa e Síntese da Literatura da Política de Saúde, Medicina e Enfermagem). Jornal de Enfermagem Avançada, 2013;69: 4-15

[34] Lippert C, Sabatini R, Maher M, Kang E, Lee S, Arikan O, Harley A, Identificação de indivíduos por previsão de caraterísticas usando dados de sequenciamento do genoma completo. Proceedings of the National Academy of Sciences, 2017; 114(38): 10166-10171.

[35] Lo M, Hinds D, Tung Y, Franz C, Fan C, Wang Y, Smeland O. Análises de todo o genoma para traços de personalidade identificam seis loci genômicos e mostram correlações com transtornos psiquiátricos. Nature Genetics, 2016; 49(1): 152-156.

[36] Lynch V, Pedersen O. O Microbioma Intestinal Humano na Saúde e na Doença. New England Journal of Medicine, 2016; 375(24): 2369-2379

[37] McLaughlin E. Counterfeit Medicine from Asia Threatens Lives in Africa (Medicamentos falsificados provenientes da Ásia ameaçam vidas em África). The Guardian, Acedido a 1 de outubro de 2017.

[38] Mold F, Lusignan S, Sheikh A, Majeed A, Wyatt C, Quinn T, Patients' Online Access to their Electronic Health Records and Linked Online Services: Uma revisão sistemática nos cuidados primários. British Journal of General Practice, 2015; 65(632): 141-151.

[39] Mold F, Ellis B, Lusignan S, Sheikh A, Wyatt J, Cavill M. The Provision and Impact of Online Patient Access to their Electronic Health Records (EHR) and Transactional Services on the Quality and Safety of Health Care: Systematic Review Protocol. Informática nos Cuidados de Saúde Primários, 2012; 20(4): 271-82.

[40] Molteni M. Para proteger a privacidade genética, encripte o seu ADN. Acedido em 1 de outubro de 2017

[41] Pevnick J, Fuller G, Duncan R. A Large Scale Initiative Inviting Patients to Share Personal Fitness Tracker Data with their Providers (Uma iniciativa em grande escala que convida os doentes a partilharem os dados do seu monitor de fitness pessoal com os seus prestadores de cuidados de saúde): Resultados iniciais. PLoS ONE, 2016; 11.

[42] Miller R. 2017. Equipas PokitDok com a Intel na solução de cadeia de blocos de cuidados de saúde. TechCrunch, 10 de maio de 2017.

[43] Griebel L, Prokosch H , Kopcke F, Toddenroth D, Christoph J, Sedlmayr M. A scoping review of cloud computing in healthcare. BMC Med. Inform. Decis. Mak. 2015, 15, 17

[44] Grischke J, Johannsmeier L, Eich L, Griga L, Haddadin S, .Dentronics: rumo à robótica e à inteligência artificial em medicina dentária.Dental materials.2020; vol.36:pp.765- 778.

[45] Shubhani A, Rajat C, Gagangeet S, Neeraj K, Kim K, Albert Y. Blockchain para comunidades inteligentes: Aplicações, desafios e oportunidades. Jornal de aplicações de rede e computador 2019.

[46] Dodgson K, Baynham Z, Symons K. Block chain and global challenges (Cadeia de blocos e desafios globais): Um roteiro para as ONG. Documento do Instituto de Futuros de Edimburgo. novembro de 2018.

[47] Majumder S, Mathur A, Ahmad Y. Um estudo sobre as aplicações recentes da tecnologia de cadeia de blocos na rede adhoc veicular (VANET)" Springer Nature Switzerland AG 2020: 293-308, 2020

[48] Muday N, Chandra R, "Cadeia de blocos na profissão jurídica: A Boon or a Bane?", 2020 8th International Conference on Reliability, Infocom Technologies and Optimization (Trends and Future Diretions) (ICRITO), 2020, 717-722

[49] Maciel M, International Journal of Information Management Desafios da adoção da cadeia de blocos na cadeia de abastecimento: Uma investigação empírica dos principais fatores na Índia e nos EUA,46, junho de 2019, 70-82

[50] Mudliar K, Parekh H, Bhavathankar P, "A comprehensive integration of national identity with blockchain technology," 2018 International Conference on Communication information and Computing Technology (ICCICT), Mumbai,

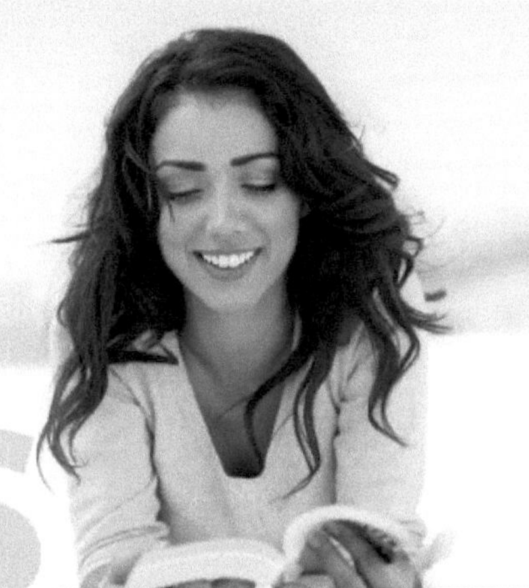

Buy your books fast and straightforward online - at one of world's fastest growing online book stores! Environmentally sound due to Print-on-Demand technologies.

Buy your books online at
www.morebooks.shop

Compre os seus livros mais rápido e diretamente na internet, em uma das livrarias on-line com o maior crescimento no mundo! Produção que protege o meio ambiente através das tecnologias de impressão sob demanda.

Compre os seus livros on-line em
www.morebooks.shop

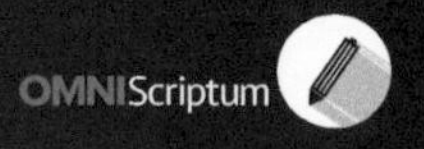

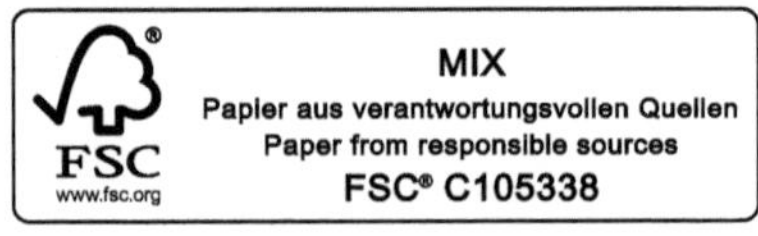
Printed by Books on Demand GmbH, Norderstedt / Germany